Der lebensfreundliche Schlafplatz

Hard Cover Ausgabe 08/2014
Titelbild: Cosima Schuster

Im Sinne individueller Freiheit, der ich in diesem Buch auch Gewichtigkeit gebe, erlaube ich mir, Interpunktion, Orthographie und Wortwahl nach meinem Empfinden zu gestalten.

Inhaltsverzeichnis

Einleitung

Es hat mir wieder Freude gemacht, dieses Buch zu schreiben. Ich habe damit aber mehrmals begonnen, in unterschiedlichen Fassungen. Für die Teile 1 und 2 konnte ich mich nicht entscheiden, welche Fassung ich wählen soll. Beide haben mir gefallen und ich wollte keine davon vernichten, weshalb ich beide in das Buch aufgenommen habe. Sie haben zwar dieselbe inhaltliche Aussage, jedoch mit anderen Beleuchtungen, die mir beide als gut und wichtig erschienen.
Jedes Mal, wenn ich das Buch überarbeite, wird gestrichen, hinzugefügt, ergänzt, erweitert, verändert. Ich finde immer etwas und vor allem fällt mir immer noch was zum bereits Erwähnten oder auch noch nicht Erwähntes ein, oder ich möchte die Wichtigkeit nochmals deutlicher hervorheben oder die Fakten nochmals von einer anderen Seite betrachtet erwähnen. Es ist mir auch bewusst, dass ich wiederkäuende Wiederholungen in den mir sehr wichtigen Anliegen habe und einige Satzstellungen und Satzzeichen eher meinem Sprachempfinden als der korrekten Schreibweise entsprechen. Aber ich lasse es nun so, denn für mich ist es stimmig. Ich danke allen Helfern an diesem Buch, erstrangig meiner geliebten Cosima und allen Lesern für ihr Interesse und gebe es nun mit dem Wunsch einer fruchtbaren Wirkung zur Veröffentlichung.

Alles, was ich nachfolgend erörtere, sind die Erkenntnisse aus meinen persönlich gemachten Erfahrungen, spirituellen Überzeugungen (dass es z. B. auch eine immaterielle Dimension gibt) und unvoreingenommenem Nachdenken.

Es gibt auch heute sehr viele Menschen, die sich damit auseinandersetzen, dass die Welt um uns aus mehr besteht, als die materielle Dimension, die wir mit unseren Sinnen wahrnehmen können. Die Beweise häufen sich, dass alles aus Information und Energie besteht:
Laut Einstein ist Masse gleichzusetzen mit Energie ($E = mc^2$), die Homöopathie arbeitet mit dem Informationsgehalt der Mittel, Placebo-Heileffekte basieren wie auch die neue Quantenmedizin oder Kinesiologie auf Information und Bewusstsein, um einige Beispiele zu nennen.

Eine konsequente Umsetzung dieser Erkenntnisse und Hinweise bedeutet aber auch, dass die Baumaterialien unserer Häuser immaterielle bzw. feinstoffliche Informationen und Energien besitzen müssen, die auf die Geist- bzw. Seelendimension des Menschen wirken. Davon bin ich fest überzeugt, nicht nur deshalb, weil ich es wahrnehmen kann, sondern auch, weil es bei vernünftiger Betrachtung unter Einbezug modernster physikalischer Forschungen wie auch bewährter Weisheitslehren nicht anders sein kann.

Wir stehen am Beginn einer Epoche, in der wir uns damit auseinandersetzen werden und auch müssen, wie sich die Baumaterialien, die sich hinter der Tapete befinden, z. B. Beton, Styropor, Spanplatte, Industriesteine etc., und dadurch unsere modernen Häuser auf unsere Psyche, Seele, Gefühle, Gedanken, Empfindungen, Intuition, Intelligenzausrichtung etc. auswirken, ob sie uns innerlich verändern und aus innen heraus lebenskrank machen.

Für mich gehört dies zu einer neuen Bewusstseins-Entwicklungsstufe, in der sich den Menschen eröffnet, dass jeder materiellen Erscheinung ein feinstoffliches Energie- bzw. Informationsfeld zuzuordnen ist, das auf alles, was sich in dessen Einflussbereich befindet, eine Wirkung ausübt.

Deshalb ist es äußerst wichtig, dass wir uns bewusst machen, welche Informationsfelder und deren Lebensauswirkungen die modernen Baustoffe, und damit unsere Häuser, Aufenthaltsräume und vor allem unsere Schlafplätze haben und wie diese auf uns wirken und uns beeinflussen können, ohne dass wir es merken.

Welchen Anteil haben die vom Baumaterial abhängigen feinstofflichen Wirkungen unserer Häuser an Gedanken, Gefühlen, Bedürfnissen, Erfolg, Familie, Beziehungen, Krankheiten usw. an unserem Wertegerüst und unserer Lebensentwicklung – wie verändern sie uns unmerklich?

Es gibt heute vier besonders wichtig zu nehmende lebensentwicklungsrelevante Fakten, die bei der Erstellung eines guten Schlafplatzes, der ja für unsere Gesundheit der entscheidendste Ort im Haus ist, dringend zu beachten sind:

1. Unsere Aufenthaltszeit im Schwingungsfeld der Natur ist bei den meisten Menschen auf weniger als 4 % unserer Lebenszeit (1 Stunde täglich) zurückgegangen.

2. Unsere normalen „fünf Sinne" sind nicht darauf ausgelegt, die aus industriellen Materialien ausströmenden feinstofflichen Energien erkennen und wahrnehmen zu können.

3. Unsere eigenen natürlichen feinstofflichen Schwingungsfelder stimmen nicht mit der uns umhüllenden feinstofflichen Atmosphäre der Industriematerialien überein.

4. Mit unserem ganzen Wesen wie auch unseren Zellen, Genen und unserer DNS sind wir nur auf die natürlichen feinstofflichen Schwingungsfelder, die auch Lebensenergieübermittler sind, eingeschwungen und geeicht. Der Aufenthalt in einem unnatürlichen Schwingungsfeld bedeutet, dass wir heute unvermeidlich innerliche Wachheit, Achtsamkeit und Stabilität bzw. Selbstwert verlieren, was heutige Realität ist.

Dies ist die Grundlage dieses Buches. Ich beschreibe darin, weshalb wir heute unsere Schlafplätze anders betrachten müssen als früher, warum heutzutage lebensharmonische Schlafplätze unbedingt für ein erfüllendes harmonisches Leben erforderlich sind, und wie der normale Schlafplatz zu einem positiv-lebensenergetischen Schlafplatz umgewandelt werden kann. Die Grundlagen dazu sind im Buch „Die Lichtkraft des Baumes – Gesundheit aus der Heilkraft des Holzes“ sehr detailliert beschrieben, speziell wie die unterschiedlichen Baumaterialien auf uns wirken und das Wesen, die Psyche, Intuition und innere Lebensenergie und die Lebensqualität des Menschen beeinflussen.

Die bisherige Nichtbeachtung der feinstofflich bzw. geistig wirkenden Wesensinformation bzw. Energie heutiger Baumaterialien und den daraus errichteten Gebäuden, ist ein großes Problem, weil es unmerklich die Menschen in ihrem Inneren krank macht. Wer den modernen Alltag lebt, kann sich nur dann davor schützen, wenn er sich die Wirkungen bewusst macht und entsprechenden Vorkehrungen trifft.

Besonders wichtige Konsequenzen haben diese Erkenntnisse für unseren Schlafplatz. Ich bin völlig davon überzeugt, dass es heute unumgänglich ist, in einem feinstofflichen Energiefeld zu schlafen, welches lebensfreundlich ist und in welchem sich unsere Seelendimensionen zu Hause fühlen, um die Anforderungen des modernen Alltages gut meistern zu können und die

Grundlagen für ein schönes erfülltes Leben zu haben. Dies ist mein Anliegen für dieses Buch. Wer sich damit beschäftigt und entsprechende Vorkehrungen trifft, wird im Bereich Lebensharmonie, Lebensqualität, Gesundheit und Lebenserfolg hinzugewinnen.

Ihnen allen nun viel Freude am Lesen und ein dankender freundlicher Gruß von Sigmund Schuster.

Vorwort

Geführt von intensiven spirituellen Erlebnissen, eigenem Ausprobieren und den sich bei mir eingestellten Lebensresultaten erwuchs in mir immer mehr ein erkenntnisreiches Wissen, wie der richtige Schlafplatz bei der heutigen so sehr naturentfremdeten Lebensweise zu sein hat, damit der Mensch sich beim Schlafen tatsächlich bis in seine inneren Ebenen erholen und gesunden kann. So ist

der NaturkraftSchlafplatz

entstanden, ein Ort, der mit einem Alter-Baum-Informationsfeld die Schwingung der Natur in kraftvoller Weise hat, wodurch über das Resonanzgesetz die eigene Naturkraft in den inneren und auch äußeren Ebenen des Menschen angeregt und gestärkt wird.

Ich bin mir sicher, ein unabdingbares Basisheilmittel für jeden Menschen, egal in welcher Lebenssituation er sich befindet, entdeckt zu haben. Und je länger ich mich damit beschäftige, umso faszinierter bin ich über die Klarheit und eigentlich auch Einfachheit der Zusammenhänge.

Der Mensch hat heute eine ausgeprägte Intelligenzfähigkeit. Die Kunst ist es aber, diese in gescheiter Weise für sein Seelenheil und eine echte Lebenserfüllung einzusetzen.

Das Resultat zeigt sich in vielen Fällen erst im Alter bzw. am Lebensende, welches für mich den Höhepunkt des Lebens darstellt.

Nach meiner Vorstellung soll der gute Schlafplatz den Menschen während des Schlafens in seine innere Harmonie führen. Dadurch wird ihm sein Leben zur Erfüllung werden. Wenn der Schlafplatz diesem Anspruch nicht gerecht wird, ist eine große Chance zu einem ganzheitlich erfolgreichen und zufriedenstellenden Leben nicht genutzt. Wenn er diesem Anspruch gerecht wird, wird der Mensch mit der Zeit immer deutlicher erkennen, welch segensvoller Bestandteil er selbst genauso wie jeder andere Mensch für die Welt ist, und das Menschsein erscheint ihm immer hochwertiger und wunderbarer. Ein solcher Mensch wird mit innerer Dankbarkeit und Erfülltheit im wahrsten Sinne des Wortes das Zeitliche segnen.

Teil 1a

Verständnisgrundlagen

Es wurde mir immer bewusster, dass bei unserem heutigen Lebensalltag aufgrund dessen starker Naturentfremdung unsere ureigene innere Gesundheit, ob körperlich, geistig oder seelisch, unvermeidlich verloren gehen muss, wenn nicht wenigstens unser Schlafplatz eine geistige Schwingung hat, die unserem inneren Wesenskern entspricht.
Leider machen sich die meisten Menschen darüber keine Gedanken, dass gerade heutzutage ein natürliches feinstoffliches Informationsfeld am Schlafplatz besonders wichtig und notwendig ist. Wir leben heute in der Regel gesellschaftswertenormiert und funktionierend den modernen Alltag und merken oder beachten nicht, dass und wie wir, innerlich beginnend, immer unstimmiger und kranker werden.

Eine wichtige Voraussetzung für ganzheitliche Gesundheit, also seelisch, geistig wie auch körperlich, und somit auch Lebenserfolg in allen Lebensbereichen, ist bei dem heute vorherrschenden Lebensalltag wenigstens ein menschenwesensharmonischer Schlafplatz, der ein feinstoffliches Informationsfeld hat, welches den inneren Wesenskern des Menschen bestätigt und stärkt, und in welchem sich der Menschengeist wohl und heimatlich fühlt.

Meine Lebensweise ist darauf ausgerichtet, dass wir nicht nur aus unserem grobstofflichen materiellen Körper bestehen, sondern im Wesentlichen aus verborgenen feinstofflichen Elementen, die häufig als Seelen- oder Geistdimensionen bezeichnet werden. Ich bin überzeugt davon, dass sich aus den verborgenen feinstofflichen Ebenen die materielle Dimension bildet, was bedeutet, dass unser Körper ein Produkt unserer Seele ist und alle uns umgebenden Materialien und Existenzen, in verborgener subtiler Weise ihrem Wesen bzw. Charakter entsprechend, uns beeinflussen.

Unsere Seelendimension hat die für uns in der Regel unwahrnehmbare und aus dem Unbewussten heraus wirkende Oberherrschaft darüber, wie es uns in der körperlichen Ebene geht und welcher „Lebenserfolg“ sich einstellt. Deshalb achte ich hochrangig darauf, inwiefern die Lebensgeschehnisse um mich herum wie auch mein Lebensumfeld stimmig auf meine Seelenebene wirken.

Mir erscheint es völlig absurd, wenn wir unseren heutigen Alltag ohne Einbezug unserer Seelenbereiche bzw. unserer innersten Wesensgrundlagen leben und trotzdem Gesundheit und ganzheitlichen Lebenserfolg erwarten. Dabei müsste es doch anders herum sein.

Wir müssten erstrangig überlegen, welche Seelenqualität in unserem Alltag, an unserem Schlafplatz und in unserem Wohnbereich vorhanden ist, und ob diese unsere Bewusstwerdung und Erkenntnisgewinnung fördern, ohne den ansonsten nur übrigbleibenden leidvollen Umweg über innere Lebensunzufriedenheit und Krankheit gehen zu müssen.

Ist Seelenwohlgefühl bzw. Menschenwesensstimmigkeit zumindest beim Schlafen und in unserer Wohnung vorhanden (was heute selten der Fall ist), wird sich das Leben auf jeden Fall erfüllend und gesundheitlich gestalten.

Es kann nämlich nicht sein, dass sich die Seele wohl fühlt, und der Mensch in ein unzufriedenes Leben hineinwächst.

Deshalb gilt: **Die Seelenqualität ist heutzutage das wichtigste Kriterium eines Schlafplatzes und eines Hauses.**

Was wir dazu wissen sollten:

Unser heutiger Alltag ist im Gegensatz zu früher dadurch gekennzeichnet, dass wir uns fast nur noch in irgendwelchen industriellen Materialien aufhalten, denen wir Namen wie Auto, Haus, Büro, Schule, Kindergarten, Laden etc. geben.

Diese gewohnten Bezeichnungen verschleiern jedoch, was sich tatsächlich hinter den Begriffen verbirgt, und verhindern unser bewusstes Nachdenken darüber, dass wir uns dabei tatsächlich in Metall, Styropor, Spanplatte, Beton, Industriemineralgemischen etc. befinden und dass uns diese Materialien völlig umhüllen.

In wem entsteht schon ein gutes Gefühl, wenn er sich bewusst macht: „Ich wohne und schlafe in Styropor und Spanplatte“. Es wirkt da schon ganz anders, wenn es lautet: „Ich wohne in einem Öko-Holzhaus“, obwohl es meist die gleichen Materialien sind, nur anders benannt. Dies zeigt, welche Bedeutung und Wirkung die Verschleierung der Tatsachen hat.

Aber auch, wenn das Auge durch eine Tapete getäuscht wird, entspricht die feinstoffliche Wesensart und die bioenergetische Information im Inneren eines solchen Hauses immer der der verwendeten Baumaterialien. Wenn diese keine bioenergetische Energie haben, ist auch keine Kraft vorhanden, die ein biologisches System, wie wir es mit unserem Körper darstellen, zum Erblühen bringt bzw. dauerhaft am Blühen hält. Es kann dann nicht anders sein, als dass sich Degeneration und Krankheit entwickelt.

Alles steht miteinander in Beziehung und beeinflusst sich gegenseitig. Dies ist die Botschaft vieler Weisheitslehren wie auch der Homöopathie und wird zwischenzeitlich auch von der Quanten- und Teilchenphysik bestätigt. Es ist bewiesen, dass unsere Beobachtungen und Überzeugungen auf das Verhalten der Elementarteilchen Wirkungen haben. Die Epigenetik forscht darüber, wie das Milieu der Umgebung auf die Entwicklung der Zellen, deren Wachstum und Veränderungen (z. B. Krebs) Einfluss nimmt. Mich faszinieren diese Forschungsansätze und bereits vorhandenen Erkenntnisse und es wundert mich sehr, dass wir daraus keine Rückschlüsse auf das Milieu unserer Aufenthalts- und Schlafstätten ziehen. Wahrscheinlich ist den meisten Menschen das Eisen zu heiß und gefährlich, weil es unser materialistisch orientiertes System auf den Kopf stellen würde.

Außerdem ist von der Physik zwischenzeitlich erkannt und bestätigt, dass wir mit unseren fünf Sinnen und allen derzeitigen Messgeräten nur ca. 4 % dessen wahrnehmen können, was sich tatsächlich in und um uns in dem uns zugängigen Universum, somit in der Schöpfung, befindet. Die nicht wahrnehmbaren ca. 96 % werden derzeit wegen ihrer Nichterkennbarkeit wissenschaftlich als „Dunkle Energie“ und „Dunkle Masse“ bezeichnet. Wir wissen schon lange, dass das sogenannte „Nichts“ voller Energie und großer Potenziale sein muss, obwohl diese für uns verborgen sind.

Ich sehe es als legitim an, dieses z. B. als „feinstoffliches Informationsfeld“, „geistige Energie“ oder auch „Seelenenergie“, vielleicht auch „Lebensenergiequelle“ zu bezeichnen, in dem Bewusstsein, dass eine exakt zutreffende Beschreibung aufgrund unserer sprachlichen Begrenzungen, wie auch fehlenden Wissens über diese Dimensionsebenen nicht möglich sind. Auf jeden Fall ist ein großes wirkungsvolles Etwas vorhanden, das wir auf gewöhnliche Weise nicht wahrnehmen, sondern nur vage erahnen können, das aber die Prozesse des Universums, der Erde, des Wachstums, des Lebens, unseres Denkens, unseres Fühlens und unseres Handelns gestaltet und beeinflusst.

Wenn wir in unseren Betrachtungen diese vorhandene Dimension ausklammern, wie es in unserer neuzeitlichen rein materiellen Sichtweise der Fall ist, bewerten, beurteilen und somit leben wir grundsätzlich nur unvollständig, worauf nichts wahrhaftig Gesundes wachsen und erblühen kann. Es wird dabei auf Sand gebaut, was bedeutet, dass alle Vorhaben, Bemühungen und Lebensbestrebungen, die diese feinstofflichen Existenzheiten unbewusst oder sogar bewusst ausklammern, nur Halbheit und Unstimmigkeit als Ergebnis hervorbringen.

Das Schwierige an der Situation ist, dass bei einem Aufenthalt in einem feinstofflichen Informationsfeld dieses auch unsere Denkweise, unsere Intuitionen und Gefühle und damit das Entstehen unserer Bedürfnisse und Lebensvorstellungen entsprechend seiner Wesensart mitgestaltet und beeinflusst. Deshalb wird das Problem immer größer, je länger wir uns unwissend über dessen Wirkung darin befinden. Wir werden unmerklich von uns umgebenden wesensfremdartigen Materialien in unserer Weltanschauung und unseren Wertevorstellungen lebensnachteilig geprägt. Wenn Bewusstsein die Materie beeinflusst, wie es die Quantenphysiker bewiesen haben, dann beeinflusst im Umkehrschluss die Materie auch unser Bewusstsein, und somit auch unser Denken.

Deshalb ist es wichtig, dass wir es uns auch ohne allgemeinwissenschaftliche Beweisbarkeit bewusst machen, dass ein permanenter Aufenthalt in industriellen Materialien bedeutet, dass wir uns permanent in deren feinstofflich-energetischem Schwingungsfeld aufhalten und von diesem auch durchströmt werden mit der Folge einer unmerklichen Übertragung der Wesensenergien und -schwingungen von Industrie und Wirtschaft. Diese Werte sind aber gegensätzlich zu denen der Natur und des Lebens, was uns niemals gut tun kann. Wir können dabei nur in eine innerliche Disharmonie gelangen, was sich dann auch ins Außen als Lebensunstimmigkeit und Krankheit überträgt.

Wenn wir an unserem Schlafplatz ein starkes natürliches Informationsfeld haben, dessen feinstoffliche Botschaften und Schwingungen unserer Seele behaglich sind, befinden wir uns zumindest für die acht Stunden Schlafenszeit in einer bioenergetischen Schwingungswolke, die nicht nur auf unsere Seelenebene wohltuend, sondern auch auf jede unserer Zellen vitalisierend wirkt.

Dringend muss heute die Industriegeistdominanz am Schlafplatz beseitigt werden, um während der Schlafenszeit eine echte innerliche Entspannung zu erhalten.

Wenn dieses der Fall ist, werden die Erfahrungen des vergangenen Tages beim Schlafen innerlich positiv aufgearbeitet, was die einzige Möglichkeit für einen unbelasteten und lebensbewussteren neuen Tag mit erkenntnisbereicherten Erwiderungen auf seine Anforderungen und damit die Grundlage für inneren Frieden und darauf gegründeten äußeren Lebenserfolg ist.

Wer – wie heute fast jeder Mensch – jahrelang täglich weniger als 1 Stunde im Freien ist, und sich damit tatsächlich 96 % seiner Zeit in industriegeistdurchtränkten Schwingungsfeldern aufhält, hat keine Chance zu einer solchen inneren Ausgeglichenheit. Hier gilt das Prinzip: „Steter Tropfen höhlt den Stein".

Damit ist die Grundlage von gesunder Lebensentwicklung nicht mehr gegeben und es entsteht Krankheit, die meines Erachtens den Menschen zwingen soll, sich seiner Unstimmigkeit bewusst zu werden und seine bisherige Lebensweise zu ändern.

Zum Drama wird es erst dann, wenn wir die notwendigen äußeren Veränderungen nicht erkennen und nicht machen, und die alte Situation nur mit Medikamenten oder Operationen wieder herstellen. Das Übel ist dadurch nur oberflächlich beseitigt. Es kommt aber unabdingbar mit größerer Intensität wieder, und zwar solange, bis der Mensch erkennt und sich verändert oder aber leider zu früh stirbt.

Noch dramatischer ist, dass der Mensch nicht erkennt und nicht weiß, welch großen Anteil seiner Lebensunstimmigkeit die industriellen Informationsfelder seines täglichen Lebensraumes und besonders seines nächtlichen Schlafplatzes haben. Wir sind aufgrund einer einseitig materialistischen Lebensausrichtung diesbezüglich richtig blind geworden.

Bevor wir Häuser aus Beton, Styropor oder sonstigen Industriematerialien bauen und die Menschen darin 96 % ihrer Lebenszeit verbringen lassen, sollten wir doch bei gesundem Menschenverstand nicht nur prüfen, ob diese Materialien auf der materiellen Ebene Giftstoffe ausstrahlen, sondern – ganz besonders wichtig – auch überlegen, dass sie geistige bzw. seelische Gifte oder Nichtbekömmlichkeiten abstrahlen können. Wir sind heute leider sehr weit von solchen Gedanken entfernt, obwohl – vielleicht auch weil – wir ja in diesen Materialien bei Tag und bei Nacht leben und deshalb die Möglichkeit zu einem gesunden, selbstwerten und wunderschönen Leben immer geringer wird.

Anstelle von freiheitlich agierenden werden wir zu funktionierenden Menschen, was unserem inneren

Wesensauftrag nicht entspricht und deshalb Krankheit hervorbringen muss.

Das Leben und das Menschsein
haben es aber verdient,
als wunderschön erkannt und gelebt zu werden.

Dies sehe ich als eine der Hauptaufgaben von uns Menschen und eines der schönsten Schöpfungsgeschenke an.

Niemand konnte mich bisher überzeugen,
dass sich bei einem seelenharmonischen Leben
Belastungen wie Krankheit, Lebensmisserfolg,
innere Unzufriedenheit, …
dauerhaft festsetzen können.
Das ergäbe überhaupt keinen Sinn.

Für mich sind solche leidvollen Themen gutgemeinte Botschaften unserer Seelendimension an unser Alltagsbewusstsein, das bisherige Leben zu überdenken und mehr oder weniger intensiv zu verändern. Nach meiner Wahrnehmung und auch Logik gründet jede Krankheit in unserer Feinstofflichkeit, in unserer inneren Einstellung zu uns und anderen. Das Innere gibt nämlich dem Äußeren seinen Zweck bzw. das Äußere ist der Ausdruck des Inneren.

Wir modern lebenden Menschen haben heute eine Zeit, die mehr als früher Bewusstheit und Seelenintegration fordert, um innerlich zufriedenstellende ganzheitliche

Lebenserfüllung zu erhalten. Je weiter das Erkenntnispotential der jeweiligen Gesellschaft gewachsen ist und wir uns dadurch zu Bewusstseins-Erwachsenen entwickeln, umso weniger verzeihlich ist das „Wegschauen“. Es gibt einfach universelle Grundsätze. Und einer davon lautet, ab einem gewissen Grad an Reife nicht mehr wegzuschauen, um nicht den Weg des Leides gehen zu müssen.

Menschsein kann niemals dazu bestimmt sein, ein leidvolles Leben zu führen.

Meine Wahrnehmung und Erkenntnis sagt und bestätigt mir gerade das Gegenteil.

Wer die eigentlich sehr einfache Botschaft der Seelenwirkung aller Dinge annehmen und danach handeln kann, wird wundersame Veränderungen in seinem Dasein erleben.

Er wird feststellen, dass sich zuerst innerliche und dadurch auch äußerliche Harmonisierungen und Stimmigkeiten einstellen werden.

Ich hoffe, dass ich es verständlich darstellen konnte, weshalb das Haus, die Wohnung, jedoch **zumindest der Schlafplatz** ein natürliches Schwingungsfeld haben sollten, und warum dies gerade heute so wichtig ist. Wir müssen demzufolge etwas in unsere Häuser, vor allem aber an unseren Schlafplatz bringen, welches ein möglichst kraftvolles lebenspositives Informationsfeld hat, das wiederum das innere menschliche Wesensprinzip bestätigt und stärkt. Und dies kann nur aus unserer urvertrauten „Mutter Natur“ kommen.

Teil 1b

Verständnisgrundlagen

Inhaltliche Wiederholung von Teil 1a

Dass ausgerechnet der Schlafplatz heutzutage ein entscheidender Schlüssel dafür ist, wie erfüllend und freudvoll das Leben eines Menschen verläuft, erhält heute leider keine Beachtung. Wenn Sie glücklich leben wollen, ist es deshalb unumgänglich, den Verstand auch dazu zu verwenden, das Ihren Sinnen verborgene Wesenhafte der Materie zu ergründen. Wer Wissen über die immateriellen Wesenselemente der Erscheinungswelt hat, ist nicht mehr vermeintliches Opfer eines Schicksals, sondern Bestimmender und Verantwortlicher seines Schicksals. Welche wichtige und entscheidende Rolle der Schlafplatz dabei hat, werde ich im Folgenden erklären. Dabei werden Sie erfahren, dass er der wichtigste Ort im Haus ist und dass er ganz entscheidend die Qualität Ihres Lebensweges prägt.

Wenn Ihr Schlafplatz für Sie stimmt, kehrt mit der Zeit automatisch Stimmigkeit in Ihr Leben ein. Es entwickelt sich innere Ruhe, Ordnung, Erkenntnis, Lebensharmonie und Einfachheit. Dies geschieht ganz von alleine, tatsächlich im Schlaf bzw. in den nächtlichen Ruhe- und Entspannungsstunden. Ob Sie vordergründig „gut" oder „schlecht" – im Sinne von tief oder leicht – schlafen, ist hierbei nicht das entscheidende

Kriterium. Wichtig ist, dass die geistdimensionale Schwingung bzw. Information des Schlafplatzes in Resonanz zu der Ihrigen ist. Dass sich Ihre „Seele“ beim Schlafen „ganz zuhause“ fühlt.

Dazu schauen wir nun zuerst an, was unsere eigene geistdimensionale Schwingung ausmacht. Wir sind unstrittig Menschenwesen, lebendig und mit einem natürlichen Körper, der aus einer Vielzahl von miteinander in Wechselbeziehung stehenden Teilchen, wie z. B. Zellen besteht. Wir sind aber nicht nur funktionierender Körper, sondern haben dazu ergänzend oder gar als Fundament solche Bereiche, die nicht der körperlichen Ebene zugeordnet werden können. Dies sind unsere Gefühle, Intuitionen, Ahnungen, Gedanken, Ideen usw. Ich persönlich ordne diese Bereiche den geistigen bzw. seelischen Ebenen (= metaphysische Ebenen) zu und bin davon überzeugt, dass unser Körper – und weiteranalysiert sogar unsere Gedanken – beeinflusst durch diese Ebenen entstehen.

Dies ist auch die Botschaft fast aller Religionen und Weisheitslehren. Und sogar die sich diesen Botschaften früher abgewandten Naturwissenschaften kommen nun über die Quantenphysik genau zu den selben Erkenntnissen, dass letztlich alles Materielle nur mehr oder weniger stark verdichtete Informationen und Bewusstseinsinhalte darstellen und es Materie in der Art, wie wir sie erfahren und uns vorstellen, gar nicht gibt.

Konsequent dieses Wissen bzw. diese Erkenntnisse bewusst gemacht und weitergedacht, geben dem Leben und seinen Geschehnisse wie auch dem Schicksal jedes Menschen und der gesamten Menschheit ganz andere Bedeutungen und Erklärungen, als diese heute gesellschaftlich geschult werden. Darüber nachzudenken eröffnet jedem Einzelnen sein ganz individuelles Weltbild.

Wenn wir uns, wie heute üblich, nur auf unsere körperliche Erscheinungsebene in unseren Analysen, Bewertungen und Betrachtungen konzentrieren, weil wir diese für die Basis unseres Lebens halten, leben und handeln wir nicht nur einseitig, sondern substanzleer. Es kann dabei gar nicht anders sein, als dass wir innerlich ausgezehrt, energielos und unsicher werden.
Äußerlich können wir in einem solchen inneren Zustand völlig unterschiedlich erscheinen, z. B. energievoll, unruhig, unzufrieden, depressiv, aggressiv, abweisend, angstvoll, allergisch, krank, dement usw.

Hand aufs Herz: Zeichnet sich unsere heutige Zeit nicht immer erkennbarer derart aus, dass wir Werte und Richtungen entwickelt haben, die eigentlich dem sinnvollen, erfüllenden und zufriedenstellenden Leben entgegenlaufen? Fakt ist doch, dass sich Beziehungsfähigkeit, Kinder- und Familienglück, körperliche und geistige Gesundheit, Lebenszufriedenheit usw. immer weniger einstellen. Wir rennen und hasten, suchen hier und dort, finden vielerlei Erklärungen, und meistens sind die Anderen schuld – wir verändern, trennen und suchen wieder neu – und wieder stellen sich die ersehnten Umstände nicht ein. Und so verleben wir unsere Lebenszeit. Wir werden zu lenkbaren und dadurch idealen Konsumenten, ganz im Sinne von Wirtschaft, Industrie, Regierungen und sogar Religionen.

Dass unsere Schlafplätze daran intensiv beteiligt sind und demzufolge auch daran etwas verändern können, mag vielleicht unglaublich vorkommen. Es ist aber so. **Sie brauchen sich dazu nur zu verdeutlichen, dass die Materialien, aus denen der Rohbau Ihres Hauses oder Ihrer Wohnung besteht, Sie völlig umschließen und Sie sich demzufolge innerhalb dieser Materialien befinden, und sich bewusst zu machen, dass sich die (geistige) Information angehäuft (verdichtet) in jeder Materie ausdrückt bzw. zeigt (vgl. Homöopathie, Quantenphysik) und diese auf die Entwicklung von „lebendigen" Organismen eine Wirkung ausübt.**

Und beachten Sie bitte zudem, dass der Mensch ein besonders sensibles und anpassungsfähiges Wesen ist.

„So wie man sich bettet, so entwickelt sich das Leben", bedeutet, wenn Sie in einem Beton- oder Spanplatteninformationsfeld schlafen, dann wirkt während Ihres Schlafens die geistige Information dieser Materialien, also von Industrie und Lebensfremdartigkeit, auf Ihr System ein. Die Werte und Gesetzmäßigkeiten von Industrie und Wirtschaft werden Ihnen während des Schlafes ständig

– wie souffliert – vermittelt. Sie sind umhüllt und durchflutet von einem Schwingungsfeld, welches aufgrund seiner Naturfremdheit nicht in Resonanz zu Ihrem eigenen geistigen Schwingungsfeld steht. Diese Dissonanz verzehrt Ihre feinstoffliche Lebensenergie, weil sich Ihr Selbst mit einem Schutzschild vor einem zu starken Eindringen dieser lebensfremdartigen Informationen in Sie, vor einer zu starken Veränderung Ihres inneren Wesens, schützen will. Und all dies läuft unbewusst ab.

Das Dilemma entsteht nur deswegen, weil wir dem keine Bedeutung beimessen, und deshalb auch nicht darauf achten, was sich hinter der Tapete und unter dem Bett (Rohdecke meist aus Beton oder Estrich) befindet. Wir sind in der modernen Zeit hinsichtlich der „Seelenwirkung" der uns umhüllenden Materialien geradezu blind und taub geworden. Wir wurden dahingehend geschult, trainiert und erzogen, nur allein auf die materielle Ebene zu achten, als wenn es die immaterielle Ebene und ihre geistige Wirkung bei Materie nicht gäbe.
Und deshalb haben Sie sich auch bisher wahrscheinlich keinerlei Gedanken darüber gemacht, wie Sie durch die Ihren Schlafplatz umgebenden Materialien (selbstverständlich auch am Arbeitsplatz, in der Schule, im Auto etc.) in Ihrer Psyche und Seele belastet und langsam sogar in Richtung Lebensentfremdung beeinflusst und verändert werden. Und dies führt dann im Laufe der Zeit hochwahrscheinlich zu den oben genannten Symptomen. Die Veränderungen in der Gesellschaft können Sie als etwas Außenstehender viel leichter erkennen,

als Ihre eigenen Veränderungen. Es ist nämlich sehr schwierig, selbst zu erkennen, dass die eigenen Gedankengänge und dadurch die eigene Weltsicht durch die Betondecke über dem Kopf oder die naturentfremdeten Industriemineralgemische der Schlafzimmerwand hinter dem Kopf, beeinflusst und geprägt werden.

Das Resultat ist, dass Sie unbewusst Ihren Lebensalltag nicht mehr entsprechend Ihrer menschlichen Wesensanlage gestalten, sondern unbewusst dem Sie permanent durchdringenden geistdimensionalen Informationsfeld anpassen. Familienglück, Lebensfreude, Menschlichkeit, Lebenserfüllung, innere Zufriedenheit etc. bleiben dabei häufig auf der Strecke.

Wenn Sie sich umschauen, können Sie mehr oder weniger deutlich sehen, was sich so im Stillen bereits entwickelt hat. Stellen sich Ihnen da nicht auch Fragen wie: Welchen Werten folgen die Menschen? Wer gibt diese Werte vor? Was ist den Menschen wichtig? An was haften sie an? An was orientieren sie sich? Entwickeln sie sich zu Lebensglück und -zufriedenheit?

Das Problem liegt also darin, dass es den Menschen nicht bewusst ist, wie die Materialien (die Hausbaumaterialien)**, in denen sie heute leben und schlafen, Einfluss auf ihre Lebensentwicklung haben und sie in eine Richtung innerer Entmenschlichung verändern. Dadurch entstehen Dissonanzen, innere Unstimmigkeiten und innere Spannungen, die wegen Unwissen-**

heit ihrer tatsächlichen Ursache auf das greifbare äußere Umfeld übertragen werden, was dazu führt, dass das Unmögliche versucht wird, sie in diesem Bereich auch zu kompensieren.* Dies kann jedoch zu keinem Erfolg führen, sondern nur einen Misserfolg nach dem anderen produzieren – bis zum Lebensende, sofern die Wurzel des Übels nicht verändert wird. Und so geht es nicht nur Ihnen, sondern auch Ihrem Ehepartner, Ihren Kindern, Ihren Eltern, Ihrem Chef, Ihren Arbeitskollegen – all Ihren Mitmenschen. Ausnahmen sind Menschen, die sich täglich mehrere Stunden im Freien, in unveränderter Naturschwingung (ohne Helm auf dem Kopf) aufhalten.

Fußnote:
** Die Dissonanzen entstehen ja tatsächlich im äußeren Umfeld, aber nicht im erkennbaren, fassbaren Bereich, sondern im unsichtbaren und verborgenen Außen. Es kann z. B. sein, dass Sie sich in dem feinstofflichen Informationsfeld Ihres Arbeitsplatzes oder Hauses (heute meist Spanplatte, Beton, Styropor, Industriesteine) nicht wohl fühlen, und Sie dafür Ihren Chef, Ihre Kollegen oder Ihren Lebenspartner verantwortlich machen. Dabei ist es womöglich die tote klimatisierte Luft der kontrollierten Lüftung oder das lebensfremdartige feinstoffliche Informationsfeld der Baumaterialien, in welchem Sie sich alle aufhalten.*

Das hört sich nun zugegebener Maßen etwas deprimierend und ausweglos an, was es aber überhaupt nicht ist. Es gibt bei Kenntnis der Ursachen relativ einfache Auswege bzw. Lösungen, um sich der problematischen Wirkung der Industriematerialien zu entziehen.

Dazu ist hilfreich, dass wir Menschen auch einiges an Unstimmigkeiten vertragen und wegstecken können, bevor ein Zusammenbruch kommt. Dieser Umstand führte uns ja leider direkt in das Dilemma hinein, aber hilft uns nun gepaart mit Erkenntnis auch wieder heraus, indem wir für uns einen Ausgleich schaffen.

Wir sollten uns nur der in der Regel unwahrnehmbaren wesensbelastenden, aber leider auch wesensverändernden Wirkung der Industriematerialien unserer Häuser möglichst häufig entziehen. Da normalerweise niemand von uns seinen Alltag so verändern kann, dass er sich regelmäßig z. B. die früher üblichen vier bis sechs Stunden im Freien (Wald, Wiese, Feld, ...) aufhält, sollten wir zumindest die Natur in Form ihrer geistigen Schwingung kraftvoll an einen Platz etablieren, an dem wir uns täglich lange aufhalten, und über den wir selbst bestimmen dürfen und können.
Und dies ist idealerweise unser Schlafplatz. Er ist besonders prädestiniert dafür. An ihm halten wir uns in der Regel täglich rund acht Stunden auf, und an ihm können wir auch die Industriewesensenergie am allerwenigsten gebrauchen. An diesem Ort schadet sie uns sogar am allermeisten, weil wir unsere bewusste Kontrolle ablegen und dadurch völlig den Umgebungseinflüssen ausgeliefert sind. Dazu weiter hinten mehr.

Lösungsansatz

Das kraftvollste Naturinformationsfeld haben für mich die alten Bäume. Es ist auffallend und sicherlich nicht ohne Grund, dass so viele Mythen, Legenden und Weisheitslehren auf den alten Baum als Weltenbaum, Lebensbaum, Erkenntnisbaum, Stammbaum usw. hinweisen.

„Mensch, schau den alten Baum an,
erkenne und orientiere Dich daran."
(s. Abb. 1, S. 149)

So verstehe ich sinngemäß die Botschaft vieler Weisheitslehren.

Ich habe wertvolle Erkenntnisse mit der Hilfe eines sich mir öffnenden und mit mir zu einer Einheit verschmelzenden Baumes erhalten, habe sie in mein Leben integriert mit wunderschönen Ergebnissen und kann sie deshalb auch mit bestem Gewissen weiterempfehlen. Mein Verstand und mein Gewissen verlangen von mir, dass ich diese Botschaften und meine Erkenntnisse weitergeben muss.
Bei anfänglich starkem Enthusiasmus habe ich zwischenzeitlich leider auch erkennen müssen, dass für viele Menschen diese wertvolle Botschaft noch nicht annehm-

bar ist und sie den daraus resultierenden Empfehlungen verschlossen bleiben. Dies finde ich sehr schade, weil sie sich damit gemäß meiner Wahrnehmung einem leichten Weg zum Lebenserfolg verschließen.

Mein Ziel war es, einen Weg zu finden, die von mir wahrgenommene feinstoffliche Energie und Botschaft des ausgereiften (über 100-jährigen) heimischen Baumes als kraftvolles Schwingungsfeld an den Schlafplatz zu bringen, damit der Mensch darin schlafen kann. Dies ist ein hocheffizienter Ausgleich für unser heutiges naturfremdes Leben in Industriematerialien.

Wenn es Sie interessiert, weshalb von den heimischen Bäumen die **ausgereiften Fichten und Tannen** besonders segensvoll prädestiniert sind, und nach welchen Kriterien das Holz geerntet und behandelt werden muss, damit es völlig naturvollwertig ist, empfehle ich Ihnen das Buch: „Die Lichtkraft des Baumes – Gesundheit aus der Heilkraft des Holzes“. Darin befasse ich mich in Teil 5 ausführlich mit diesem Thema.

Nach besonderen Kriterien erzeugtes
naturvollwertiges Holz,
welches die Wesensbotschaft des Baumes
und die Belebungsenergie der Sonne übermittelt,
trägt zu Recht den besonderen Namen
V o l l w e r t H o l z.

Über die heutige Lebenssituation der meisten Menschen kann man folgendes sagen: Da wir uns heute tagsüber fast nur in irgendwelchen Gebäuden oder Umhüllungen aus Industriematerialien befinden, müssten wir zum Ausgleich dazu die Nacht in der freien Natur, und dabei möglichst in deren stärkstem Kraftfeld, also im Wald aufhalten. Und da dies kaum durchführbar ist, wäre uns schon sehr geholfen, wenn wir

Waldschwingung mit VollwertHolz zu uns an den Schlafplatz holen.

Wenn wir nicht oft genug zu den Bäumen gehen können, dann sollten wir sie zu uns an den Schlafplatz holen – zumindest in Form ihres vollwertigen Holzes samt ihrer Energie und naturbelassenen Information, die aus jeder ihrer unzerstörten Zellen und Fasern auf die Umgebung ausstrahlen.

Schlafen im Schwingungsfeld von VollwertHolz ist energetisch ähnlich dem Schlafen im Wald und somit ein guter Ausgleich zum naturentfremdeten Alltag.
(s. Abb. 2, S. 149)

Und **je größer die VollwertHolzBalken** *(s. Abb. 3, S. 150)* als gewachsene Einheit sind, umso kraftvoller ist auch die Präsenz und somit die feinstoffliche Energie des Baumes. Dies ist so zu verstehen, dass ein kleines Brett nicht so kraftvoll wirken kann wie ein großer Balken.

Ebenso gilt, dass ein Balken aus zusammengefügten Brettern nicht gleichbedeutend ist mit einem als eine Einheit gewachsenen Balken. „Die Summe von Einzelteilen ist nicht das Gleiche wie das ursprünglich Ganze“.

Wenn sich der Mensch in einem natürlichen Schwingungsfeld befindet, wirkt sich dies beruhigend auf seine inneren Ebenen aus. Ein naturfremdes Schwingungsfeld ist seinen Zellen und sonstigen Mikroelementen nicht vertraut und somit fremdartig. Dies verursacht das Erzeugen von Schutzvorkehrungen, was permanente Energie verbraucht und keine Entspannung im Innersten zulässt.

Daraus lässt sich folgern, dass der Mensch in den heutigen Industriematerialien je nach Aufenthaltsdauer in ganz subtiler Weise seine Lebensenergie belastet und in kleinsten Einheiten verliert mit fatalen Folgen, die je nach Art des Einzelnen unterschiedlich sind.

Dies bedeutet wieder für den Schlafplatz in Vollwert-HolzSchwingung, dass dort beim Schlafen die Schutzmechanismen gegen eine fremdartige Schwingung nicht notwendig sind und im Menschen deshalb die Tageserlebnisse zukunftspositiv wirkend aufgearbeitet werden können. Er schläft sich dabei innerlich gesund, z. B. bleibt die Zellenergie vitaler, woraufhin er dem neuen Tag gut gerüstet begegnen kann. Diese wünschenswerte Wirkung kann an fast allen der heutigen Schlafplätze nicht eintreten, da die Industriematerialien, aus denen unsere Häuser und Wohnungen in der Regel gebaut sind, das Schlafzimmer mit teils sehr stark lebensfremdartigen geistigen Schwingungen erfüllen.

Der Mensch wächst durch die Stärkung seiner inneren Stimmigkeit in ein innerlich erfüllendes und damit auch äußerlich harmonisches schönes Leben hinein. Es entsteht automatisch innere Lebensfreude und Dankbarkeit, ganzheitliche Gesundheit und Erweiterung des Bewusstseins.

Ein durch die VollwertHolzBalken kraftvoll naturschwingender Schlafplatz baut den Menschen von innen heraus immer mehr zu menschlicher Reife auf. Wenn langsam die Wesensmerkmale des **alten Fichten-/Tannenbaumes** wie

Horizonterweiterung, Höhenwachstum,
Aufrichtigkeit, Verwurzelung, Standvermögen,
Geradlinigkeit, Schutzgebietend,
Über-den-Dingen-stehen etc.

während des Schlafens in den Schlafenden innerlich einziehen, kann sich nur Lebensgutes für ihn entwickeln.

Hier möchte ich als Kontrast dazu die heutige Situation der meisten Menschen nochmals kurz aufzeigen. Wir befinden uns tagsüber im Schwingungsfeld der Industriematerialien und verlassen auch beim Schlafen dieses nicht, da unsere Häuser im Prinzip aus denselben Materialien bestehen wie unsere Arbeitsstätten, Schulen,

Kindergärten, Autos etc. Nur die „Tapeten" ändern sich. Die deshalb heute tagsüber und auch beim Schlafen in uns einströmende Wesensbotschaft dieser Materialien sind die Werte deren Erzeuger, also von **Industrie und Kapitalismus:**
Funktionieren, Gehorchen, Verdrängen, Rücksichtslosigkeit, Konsum usw.

Auch nimmt der Geist von Industrie keinerlei Rücksicht auf das Lebenswohlgefühl. Dies ist leicht daran zu erkennen, wie rücksichtslos Industrie und Kapitalismus mit „Leben" umgehen würde, wenn keine gesetzlichen Einschränkungen gegeben wären. Am deutlichsten wird das an der Tierhaltung sichtbar. Aber werden wir Menschen vom Geist der Industrie, Wirtschaft und Politik denn anders „gehalten"?

Und bei fast allen heutigen Schlafplätzen herrscht ein solches Informationsfeld vor. Die Menschen schlafen darin und werden dadurch immer mehr in diese dem Leben abträglichen Wertigkeiten gedrängt, ganz im Gegensatz zu ihren eigenen inneren Werten und ihren Lebensgrundlagen. Wen wundert es da noch, wenn in einer solchen Gesellschaft ganzheitliche Gesundheit in den unterschiedlichsten Bereichen abnimmt.

Ein Schlafplatz mit dem Schwingungsfeld des alten heimischen Fichten- oder Tannenbaumes ist dagegen eine Wohltat für Seele und Geist, und somit auch Körper. Mit ihm besteht die Chance des Erwachsens innerer Ausgeglichenheit. Ein solcher Mensch hadert dann auch nicht mehr mit der Welt, der Menschheit, den Mitmenschen oder seiner Lebenssituation bzw. seinem einmal geliebten Ehepartner oder seinen Kindern.

Sein Leben zeigt sich ihm bis zum stimmigen Ende als Erfolg und besonderes Geschenk. Und dem Menschen öffnet sich der Zugang zu dem großen Wunder des Menschseins, was ihn in Dankbarkeit mit allem, was ist, in Einklang bringt und versöhnt. Ich persönlich erlebe dies, bin darüber sehr berührt und kann nur davon schwärmen. Ich bin völlig überzeugt davon, dass die VollwertHolzBalken unter meinem Schlafplatz (zur Abschirmung unterer Unstimmigkeiten) und hinter dem Kopfteil meines Bettes (zum Schutz meines Scheitelbereiches vor Unstimmigkeiten), in deren Schwingungsfeld ich nun seit über 10 Jahren mit großer Freude schlafe, Entscheidendes dazu beigetragen haben *(s. Abb. 4, S. 150)*.

Teil 2b

Lösungsansatz

Inhaltliche Wiederholung von Teil 2a

Meiner Wahrnehmung nach ist kraftvollste Repräsentant des Pflanzenreiches der ausgereifte Baum. Und wir dürfen annehmen, dass wir zum heimischen Baum die intensivste innerliche Resonanzfähigkeit haben, da er in demselben natürlichen Umfeld, denselben klimatischen und kosmischen Verhältnissen gedeiht, wie wir. Somit sind in seinen Zellen und inneren Strukturen dieselben Rahmenbedingungen einverleibt und verarbeitet wie in den unseren. Wir dürfen deshalb in völliger Überzeugung davon ausgehen, dass in unseren verborgenen Dimensionen eine besonders positive Reaktion auf das Schwingungsfeld eines ausgereiften heimischen Fichtenbaumes stattfindet.

Mich fasziniert hierbei, dass wir sogar in unserer modernen Zeit als Ausweg unserer Probleme im ausgereiften heimischen Baum einen „Helfer“ vorfinden, wie dies auch in vielen traditionellen Weisheitslehren von wissenden Menschen in unterschiedlicher Weise vermittelt wird.

Über den Baum, der der König der Pflanzenwelt (= 2. Ebene) und ein Sinnbild für kraftvolles „nach oben wachsen“ ist, erhalten wir (Menschsein = 4. Ebene = Bewusstheitsebene) einen Zugang zu unserer innersten Wesensausrichtung: Aufrichtung und Bewusstwerdung.

Ich verstehe das so, dass durch die Pflanzenwelt die Lebenselemente des Nach-oben-Strebens und der Höhe entwickelt und ins Tierreich (= 3. Ebene) eingebracht wurden und diese in unserer Körperform am deutlichsten ausgeprägt in Erscheinung treten.

Somit können wir nichts Besseres machen, als dieses kraftvollste Informationsfeld des Pflanzenreiches an unseren Schlafplatz zu bringen. Anstelle im Wald zu schlafen, was sicherlich ein hervorragender Ausgleich zu unserem industriewesensdominanten Alltag wäre, holen wir den Wald in Form seines Holzes mit seinem geistigen Informationsfeld zu uns ins Schlafzimmer, genau an unseren Schlafplatz. Wir schlafen dadurch in diesem Baum-Energiefeld wie in einer Art geistigem Kokon, wo wir dann wieder oder überhaupt erst Zugang zu unserer eigenen Identität erhalten. Wir wachsen damit in unser menschliches Potential (aus der 3. in die 4. Ebene) hinein, was nicht Verdrängungskampf, materieller Egoismus, Beziehungs- und Elternunfähigkeit, Lebensunzufriedenheit, Triebabhängigkeit, Krankheit, Demenz etc. bedeutet, sondern innere Erfülltheit, Dankbarkeit, Lebensqualität, Lebenserfolg, Alterswürde, Weisheit und viel Lebensfreude.

Durch das Schwingungsfeld einer ausgereiften heimischen Fichte/Tanne wird unser Schlafplatz in verborgener Weise zu unserem Lebenserfolgsrezept auf allen Ebenen. Wir haben uns dann einen Ort geschaffen, der ein Ausgleich zum modernen Alltag ist, und an dem sich unsere Seele und alle unseren sonstigen feinstofflichen Ebenen völlig zuhause fühlen. Die lebensfremdartigen Schwingungsfelder sind zurückgedrängt, weshalb sich nun endlich beim Schlafen tatsächliche innere Entspannung und tiefenwirksame Regeneration einstellen kann – das bereits erklärte eigene geistige Schutzschild muss nun nicht mehr aufrecht erhalten werden. Es entsteht eine aufbauende Verarbeitung der Tageserlebnisse. Das bedeutet, dass die Erlebnisse des Tages so verarbeitet werden, dass sie positiv auf das weitere Leben wirken, was inneres Wachstum und Bewusstseinserweiterung mit sich bringt.

Vielleicht haben Sie auch schon mal gehört: „Kinder wachsen im Schlaf". Bei uns Erwachsenen trifft dies dann auch zu, jedoch nicht auf körperliches Wachstum bezogen, sondern auf geistig/seelisches. Nach dem körperlichen Wachstum steht das Wachstum für Seele und Geist oder Bewusstsein, auf unserem Lebensplan (aus der 3. in die 4. Ebene). Wir werden dabei innerlich weit und groß (nicht egoistisch bzw. eingebildet) und erhalten einen Überblick über unser erdhaftes Leben – unser Horizont erweitert sich. Der Schlafplatz mit seelenharmonischer Schwingung ist heute das wichtige und auch unvermeidliche Tor. Leider ist dieses Wissen noch ein zartes Pflänzchen, welches in seinem Wachstum aber nicht mehr aufzuhalten ist.

Ist dies nicht ein wunderbares Geschenk? Wir können uns unseren Schlafplatz, natürlich auch unserer Lieben, besonders unserer Kinder, die diese Entscheidung noch nicht selbst treffen können, mit reiner Natur, wie es vollwertiges Holz ist (siehe: Erzeugerkriterien von VollwertHolz in „Die Lichtkraft des Baumes, ...“) so seelenharmonisch und lebensfreundlich machen, dass an uns während unseres Schlafes überwiegend positive, aufrichtende und aufbauende Wirkungen stattfinden, anstelle der heute üblichen negativen und herabziehenden.

So langsam, aber beständig, wie ein Baum wächst, wird Ordnung, Stimmigkeit, Leichtigkeit und Horizonterweiterung in unser Leben einkehren. Ganz automatisch, im wahrsten Sinne des Wortes sogar im Schlaf, werden bei uns von innen heraus Energien und Kräfte entstehen, mit denen wir den heutigen Alltagsbelastungen, welche durch die enorme Naturentfremdung neue Dimensionen erhalten haben, nicht nur gut gewachsen sein wirst, sondern immer deutlicher auch uns in unserer heutigen Welt so wohl und beheimatet fühlen werden – „wie ein Fisch im Wasser“.

Nachdem ich nun die Ursachen der heutigen schwerwiegenden unbekannten gesellschaftlichen Fehlent-

wicklung und Sackgasse und die Lösungswege bzw. Auswege in unterschiedlicher Weise mitteilte, komme ich nun zum praktischen Bereich.
Mit diesem Wissen kann fast jeder bestehende Schlafplatz in einfacher Weise zum Pro-Lebens-Energieort, einem NaturKraftSchlafplatz, dem Schlüssel in eine harmonische und erfüllende Lebensentwicklung, umgewandelt werden.

Teil 3

Wie wird der Schlafplatz lebensfreundlich gemacht?

Veränderungen am Schlafplatz von unten

Zuerst muss die Fläche, über der geschlafen wird, frei von belastenden Störungen sein. Es soll über etwas geschlafen werden, das auf den Körper auf keinen Fall negativ, sondern eher positiv wirken kann. Eine ca. 12+ cm dicke VollwertHolzFläche hat diese Eigenschaften. Es ist materialisierte Sonneninformation, ein Strahlenfeld aus Photonen (Lichtstrahlen), welches Schutz- und Belebungseigenschaften hat.

Hierzu wird unter das Bett ein mindestens körperbreiter VollwertHolzBalken in vorgenannter Dicke gelegt. Noch besser ist, wenn mit mehreren nebeneinanderliegenden Balken eine Fläche in der Größe der darüber befindlichen Liegefläche (Matratzengröße) hergestellt wird *(s. Abb. 5, S. 151).*

Dieser unter dem Bett möglichst weit oben (Unterkante Rost) angebrachte ca. 50 cm breite VollwertHolzBalken soll möglichst aus einem Stück sein, da er als eine gewachsene Einheit die höchstmögliche Baum- und Naturpräsenz hat und ausstrahlt. Ein solcher Vollwert-

HolzBalken ist so kraft- und energievoll, dass er die heutzutage für den Menschen beim Schlafen vorhandenen Belastungen, die z. B. aus einer unter dem Fußbodenbelag befindlichen Betondecke, armierten Estrich, Erdstrahlen, Wasseradern, Keller und Garage etc. herkommen könnten, nicht nur abschirmt, sondern mit seiner positiven Präsenz noch Gutwirkungen einbringt.

Über einer solchen Fläche befindet sich der Mensch auf einem lebensfreundlichen Ort, an welchem sich durch das „Baum+Sonne"-Energie- und -Informationsfeld von VollwertHolz sehr viel Lebenspositives überträgt.

Ich hatte einmal ein Erlebnis auf der Ökomesse in Gelnhausen. Eine feinfühlige Frau hatte mittels Pendeln die Boviseinheiten von zwei auf dem Boden liegenden VollwertHolzBalken ermittelt und kam bei einem auf über 50.000 und bei dem anderen nur(!) auf ca. 30.000 Einheiten. Nach meiner Wahrnehmung war aber der zweite Balken energetisch nicht schwächer. Ich ließ ihn weglegen und die Stelle ohne den Balken messen, was ein sehr belastendes Ergebnis von minus 30.000 Boviseinheiten ergab. Obwohl an dieser Stelle eine äußerst starke Lebensenergiebelastung vorhanden war, hatte der VollwertHolzBalken ein so starkes Kraftfeld, dass die Negativbelastung völlig aufgehoben wurde und sogar noch die hohe Plusenergie von 30.000 Boviseinheiten resultierten.

Ich möchte der Wichtigkeit halber nochmals darauf hinweisen, dass heute ganz viele Menschen über einer

Fläche von stahlbewährtem Beton oder Estrich schlafen. Diese nicht einladende neuzeitliche Rohbaudecke ist zwar durch den Fußbodenbelag nicht sichtbar, aber in ihrer Wirkung nicht beseitigt.

In vielen Nachkriegshäusern existieren zwar Holzbalkendecken, jedoch sind die Hohlräume damals häufig mit Industrieschlacke ausgefüllt worden, was auch nicht als lebenspositives Etwas angesehen werden kann. Dass lebensbelastende Erdstrahlen und Wasseradern oder elektromagnetische Felder durch diese Art von Decken in Ihrer Gesundheitsproblematik noch Verstärkung erhalten könnten, bekommt heute in der Regel leider auch noch nicht die gebührende Beachtung. Es sind nun mal die preisgünstigsten Bauweisen, denen eine Gesundheitsgefahr nicht nachzuweisen ist, weshalb sie sich in Gänze so sehr durchgesetzt haben.

In dem bereits erwähnten Buch, „Die Lichtkraft des Baumes“ ist genau erklärt, wie und warum solch ein sonnengereifter VollwertHolzBalken unter Beachtung der Wuchsrichtung und Jahresringe unter dem Bett (wie auch zwischen Bett und Wand) zur bestmöglichen Wirkung angebracht werden soll.

Mit solchen 50 cm breiten VollwertHolzBalken (in sehr achtsamer Weise dem Baum gegenüber erzeugt) habe ich angefangen und diese einfach unter die Betten gelegt. Die Ergebnisse waren nicht nur bei mir und meiner Familie so wundervoll, dass jeglicher Zweifel an der Gültigkeit meiner Wahrnehmungen und Erkenntnisse wie auch an der Wichtigkeit solcher Schlafplätze verschwand. Ich bekam viele positive Rückmeldungen und Danksagungen, die die Richtigkeit dieser Erkenntnisse bestätigten (s. Abb. 3, S. 150).

Dass auf die Wuchsrichtung des Balkens geachtet werden muss, spricht eigentlich für sich selbst. Es gilt, die Lebens- und Naturordnung zu achten und zu schätzen. So wie der Mensch eine Unten-Oben-Ausrichtung hat, hat diese auch der Baum. Dies birgt noch einen ganz besonders positiven Aspekt. Wenn man über einem solchen Balken liege, der mit meiner Unten-Oben-Richtung übereinstimmt, kann durch Resonanzeffekte die eigene innere Aufrichtekraft nur gestärkt werden.

Genau diese uns verinnerlichte und unser Wesen ausmachende Aufrichtungskraft ist bei vielen heutigen Menschen sehr schwach und reduziert, was kein Wunder ist, bei den häufigen Betondecken und Metalldächern über unseren Köpfen. Wenn unsere Aufrichtenergie verkümmert, gehen Lebenserfüllung und innerliche Zufriedenheit verloren.

Der Mensch erhält durch VollwertHolzBalken innerlich wieder Öffnung und Stärkung seiner Aufrichtenergie, wodurch er ganz fein und ohne sein weiteres Zutun auch in eine Aufrichtigkeit hineinwächst bzw. diese stärkt und stabilisiert, was sich auch auf seine Um- und Mitwelt auswirkt. Dies bewirkt auf Dauer große lebenserfüllende Veränderungen. Selbstbewusstsein nimmt zu, Unsicherheit und Angst reduzieren sich, das Verständnis für Mitmenschen nimmt zu, Beziehungen werden leichter erfüllbar, die Welt erhält ein anderes Profil. Es geschieht innere Aufrichtung mit einem übergeordneten Blickwinkel auf die Geschehnisse. Und wie wichtig ist dies alles besonders für Kinder, die sich doch zu aufgerichteten Menschen entwickeln sollen.

Mit der Einbringung dieser energievollen VollwertHolz-Balken und der Berücksichtigung ihrer Wuchsrichtung ist schon der wichtigste Schritt getan. Jedoch kann die Positivschwingung noch etwas erhöht werden, indem die Balken so gelegt werden, dass deren Bauminnenseite, also dessen Kern- bzw. Herzseite zum Menschen gerichtet ist. Hierzu ist zu erklären, dass die Aktivität und Schutzbildung eines Baumes in den äußeren Stammbereichen stattfindet. Die Ruhe, Erfahrung und Reife befindet sich in seinen inneren Schichten, in der Nähe des Kernes. Und die so ausgerichteten Jahresringe bilden jedes Jahr einen erneuten Schutz gegen belastende Einwirkungen von außen.

Wenn wir auch dies beim Legen des Balkens beachten, entsteht über diesem ein geistiges Informationsfeld, welches Ruhe und Reife (Kernbereich des Baumes), Wachstum in Aufrichtigkeit (Wuchsrichtung) und Schutz vor negativen Fremdeinwirkungen (Jahresringe) in sich trägt. Kann man sich noch etwas Besseres für die Basis eines Schlafplatz vorstellen?

Die vorgenannten Empfehlungen bitte ich nicht so zu verstehen, dass der Mensch nun direkt auf dem Vollwert-HolzBalken liegen sollte. Dies ist auch mir zu hart und unbequem. Der Balken soll sich unter dem Bett in dem Zwischenraum zwischen Lattenrost und Boden befinden *(s. Abb. 3, S. 150)*. Darüber kommt der Rost (möglichst kein Metallrost) und darüber eine Matratze aus Naturmaterialien für den Liegekomfort. Wer lieber hart liegen möchte, kann sich zwei oder drei Balken zu einer ca. 1 x 2 m Balkenfläche nebeneinander legen, darauf eine Decke oder auch dünne Matratze und sich wohlfühlen – wie im Waldschwingungsfeld.

Eine breite VollwertHolzFläche aus zwei bis drei Balken hat selbstverständlich eine noch größere Energie *(s. Abb. 5, S. 151)*. Man schläft dann in einem Schwingungsfeld, welches breiter ist als der Körper, womit auch die seitliche Einwirkung des Schwingungsfeldes der Raumwände und der Decke stärker zurückgedrängt und gedämpft werden.

Dies wäre die Vorbereitung der Schlafplatzliegefläche. Jetzt ist noch ein zweiter, ebenso wichtiger Aspekt zu beachten: Der Bereich des Kopfes.

Veränderungen am Schlafplatz im Kopfbereich

Viele Menschen beschäftigen sich im Rahmen der Geomantie zwar bereits mit negativen Energien, wie beispielsweise Wasseradern und Erdverwerfungen, die von unten auf den Schlafenden einwirken können. Aber dass auch aus der Wand negative Energien beim Schlafen in den Kopf einwirken können, bleibt bis heute völlig unbeachtet.

Den wenigsten Menschen ist bewusst, wie nahe sich die Wandmaterialien zu Ihrem Schädeldach (Scheitelchakra) und damit zu ihrem Gehirn befinden. Dabei ist es doch hochwahrscheinlich, dass eine permanente feinstoffliche Industriewesensschwingung der Wandmaterialien im Abstand von z. B. nur 10 cm zum Gehirn keine wohltuende Wirkung haben kann. Es kann sogar gar nicht anders sein, als dass sich eine solche Situation sehr nachteilig auf die im Schlaf stattfindende Verarbeitung der Tageserlebnisse und Erkenntnisfähigkeit, und somit auf die Lebensentwicklung auswirkt.

Deshalb muss als mindestens genauso wichtiges Element wie der VollwertHolzBalken unter dem Bett möglichst eine VollwertHolz-Vorstellwand zwischen Bett-Kopfteil und Wand angebracht werden. Ich empfehle hierfür eine Größe von ca. 12 cm Dicke, 1,20 m Höhe und einer Breite, die mindestens der des Bettes entspricht. Sie sollte ebenfalls aus großdimensionierten und schön aussehenden – weil sichtbar – VollwertHolzBalken bestehen, damit derselbe Vorteil wie für den Körper (wenn der Balken unter dem Bett ist) auch für das Denk- und Erkenntniszentrum gegeben ist *(s. Abb. 6, S. 151)*.

Ich möchte erwähnen, dass ich die während des Schlafens auf den Kopf einwirkenden Industriegeistschwingungen als noch viel bedenklicher halte, als wenn diese von unten auf den Körper einwirken, da eine eingeschränkte oder sogar fehl geleitete Bewusstseinsentwicklung eine aus der Seelenebene heraus angestrebte erkenntnisreiche Lebenserfüllung sehr schwer macht und dadurch Krankheit hervorruft.
Anstelle in einem Industriegeistschwingungsfeld befindet sich der Kopf *(s. Abb. 2, S. 149)* durch die VollwertHolzBalken in dem des alten Baumes. Dies ist ein bedeutender Unterschied und wird sich langsam aber sicher segensvoll auf die Bewusstseinsentwicklung und die Denkweise auswirken. Bei mir hat es – für mich ganz deutlich erkennbar – in sehr kurzer Zeit die nachts sehr unangenehme und belastende Kreisdenkerei über z. B. geschäftliche Alltagsprobleme verschwinden lassen, was meinen Nächten eine vorher nicht gekannte hochwertige Qualität verliehen hat.

Bei Stimmigkeit im Kopf, wenn sich dieser in einem Pro-Lebens-Schwingungsfeld befindet, können im Unbewussten die Tageserlebnisse ganz anders verarbeitet werden. Belastende Träume z. B., die zur Aufgabe haben, auf Unstimmigkeiten aufmerksam zu machen und damit etwas Positives bewirken können, erfüllen unmerklich ihr Ziel und verabschieden sich dann. Sie sind nicht mehr notwendig. Es stellen sich plötzlich Ideen und Gedanken ein, die dem Leben eine erfüllende und lebenserfolgreiche Richtung geben. Dazu ist dann auch aufgrund der von innen heraus geführten Weichenstellungen die dazugehörige Umsetzungsenergie automatisch vorhanden.

Und wenn sich das Bett seitlich an einer Wand befindet, wie dies bei Kindern und bei vielen Alleinschlafenden häufig der Fall ist, sollte diese ebenfalls mit einer wie zuvor beschriebenen VollwertHolz-Vorstellwand versehen werden.

Mit diesen Erweiterungen unter dem Bett, am Kopfende und an der Seitenwand wird der Schlafplatz zu einem wohltuenden heimeligen Nest, wo sich Körper und Bewusstsein menschengerecht und menschenwürdig entwickeln können. Es ist eine Pro-Lebens-Schwingungsfeld-Oase, in der sich der Mensch zu seiner wahren inneren Menschlichkeit und Größe hineinschlafen kann *(s. Abb. 4, S. 150)*.

Es gibt noch einen weiteren wunderschönen Aspekt, das bisher Genannte wird damit nochmals bereichert und vollendet den Kreis:
Wenn wir uns bewusst machen, dass jede Pflanze ihren materiellen Körper durch Einfangen und Festhalten (= Materialisieren) von Sonnenstrahlen erschafft, was als Photosynthese bezeichnet wird, bedeutet dies in einfacher Weise ausgedrückt nichts anderes, als dass Sonnenstrahlen in Materie umgewandelt werden. Und was wir als Verbrennen bezeichnen, ist wieder der Rückwandlungsprozess.

Daraus folgert schlüssig, dass wir Menschen, genauso wie Pflanzen und Tiere, zu einem Großteil unserer Materie aus materialisierten Sonnenstrahlen bzw. Sonneninformation bestehen.

Unser Körper ist ein Lichtkörper!

Und dies gilt nicht nur für unseren Körper, sondern auch für Pflanzen und Tiere. Somit stehen wir mit unseren körperlichen Anteilen in einer Art Wesensverwandtschaft zu aller organischen Materie und haben deshalb immer eine feinstoffliche Resonanz zu Holz.

Holz besteht nur zu ca. 1 - 2 % aus Erdmaterie, erkennbar an der Asche, welche beim Verbrennen übrig bleibt – bekanntlich eine vergleichbar sehr geringe Menge an Material, welches der Baum aus dem Boden aufgenommen hat – der Rest ist Sonnenstrahlensubstanz. Und wenn eben diese Sonnenstrahlensubstanz auf unseren Kopf einwirkt, ist der Zustand so, wie es in der freien Natur auch der Fall ist und in unseren Genen bzw. unserer DNS angelegt ist. Unser Scheitelchakra wird genau den Schwingungs- und Informationsfeldern ausgesetzt, auf welche es aus der Evolutionsgeschichte eingeschwungen ist.

Dies bewirkt die Bildung und Förderung von Überblick, Offenheit, freiem Denken, Selbstwertgefühl und Selbstbewusstsein. Gerade Gegensätzliches dazu bildet und festigt sich im Kopf bei permanenter Einwirkung von Erdmaterie, auf die ja unser Wurzelchakra geeicht ist. Im Buch „Die Lichtkraft des Baumes – Gesundheit aus der Heilkraft des Holzes“ ist dies detailliert erklärt.

Das NaturKraftSchlafzimmer – ein wahrhaftiges Waldschlafzimmer

Das NaturKraftSchlafzimmer ist naturenergetisch betrachtet die optimale Gestaltung des Schlafraumes. Neben der Herrichtung des Bettplatzes – wie zuvor beschrieben – werden zusätzlich Wände, Decke und Boden mit Holz verkleidet. Dabei besteht der Fußboden aus handelsüblichen Holzdielen mit baubiologisch unbedenklicher Oberfläche. Die Wände sind komplett mit senkrecht in Wuchsrichtung stehenden VollwertHolz-Bohlen verkleidet und die Decke ebenfalls. Der gesamte Raum ist damit ein VollwertHolzSchwingungsfeld, wodurch die Wald-, und somit kraftvolle NaturInformation und -Energie den schlafenden Menschen umhüllen *(s. Abb. 7, S. 152)*.

Die VollwertHolzDeckenfläche lässt dabei in naturgemäßer Weise die als Holz verdichtete SonnenEnergie und -Information von oben wirken. Ein stärkeres natürliches und lebensvertrautes Schwingungsfeld ist innerhalb von Räumlichkeiten bautechnisch nicht mehr möglich.

Solch ein Schlafraum kann nur heilsam auf allen Ebenen und somit in alle Richtungen wirken. Bei ernsthaften und gar lebensbedrohlichen Krankheiten wie auch ernsthaften Lebenskrisen kann ich nur dringend empfehlen, möglichst unverzüglich das Schlafzimmer, zumindest aber den Schlafplatz zusätzlich zu den anstehenden Heilbehandlungen in dieser Art umzugestalten – sozusagen als ergänzende Therapie.

Teil 4

Zusammenfassung

1. Alles steht zueinander in Beziehung.

2. Materie ist Energie und Information, von der wir in der Regel mit unseren normalen Sinnen nur die grobstofflichen Bestandteile wahrnehmen können.

3. Materie hat nicht nur die messbaren grobstofflichen Bestandteile und Auswirkungen, sondern auch nicht messbare feinstoffliche.

4. Lebensentwicklung und körperliche Gesundheit des Menschen formen sich aus seinen inneren feinstofflichen Ebenen, seiner Seelen- und Geistebene.

5. Feinstoffliche materielle Bestandteile wirken auf die feinstoffliche Ebene des Menschen.

6. Erdmaterie wirkt auf der feinstofflichen Ebene erdhaft und somit festigend, Sonnenmaterie wirkt sonnenhaft und somit belebend, Industriematerie wirkt industriewesensartig und somit lebensbelastend.

7. Die vorgenannten grob skizzierten Wirkungen kommen besonders zu Geltung, wenn diese energetischen

Schwingungsfelder intensiv auf das Scheitelchakra, das Schädeldach, und somit auf das Gehirn und das Erkenntnisverarbeitungszentrum einwirken.

8. Heutzutage werden die feinstofflichen Energien und Informationen von Baumaterialien völlig unbeachtet, als ob es sie nicht gäbe.

9. Deshalb bauen wir Häuser und Wohnungen aus mehr oder weniger stark natur- und deshalb auch lebensentfremdeten Industriematerialien – vollkommen ahnungslos über die Gefahr daraus resultierender Seelenunstimmigkeiten und damit einhergehenden Lebensbelastungen und Leid.

10. Das Wesen des Menschen ist besonders anpassungsfähig, was bedeutet, dass er sich entsprechend seinem Umfeld entwickelt. Dies zeichnet ihn in besonderer Weise aus und hat ihn zu dem gemacht, was er heute ist. War das menschliche Umfeld bis vor einiger Zeit noch geprägt von einem natürlichen Geist (Geistschwingung), so unterwirft sich der Mensch zunehmend einem industriellen.

11. Der Industriegesellschaftsmensch befindet sich heute im Durchschnitt mehr als 23 Stunden innerhalb von Industriematerialien und wird somit über 96 % seiner Zeit von deren Industriegeistschwingungen durchflutet, was nicht ohne Wirkung bleibt.

12. Unserem heutigen Alltag können wir in der Regel nicht entrinnen, da wir relativ fest in unsere industriegesellschaftlichen Funktionsweisen eingebunden sind.

13. Die meisten Menschen haben nur in ihrer Freizeit die Möglichkeiten, sich von Naturgeistschwingungen durchfluten zu lassen. Am wertvollsten bieten sich hierzu regelmäßige tägliche Aufenthalte in der freien Natur an.

14. Die kraftvollsten urnatürlichen Lebensinformationsschwingungen sind im Wald vorhanden.

15. Zum Ausgleich des wirtschaftsgeistdominanten Umfeldes des Lebensalltages müsste der Mensch heute eigentlich im Wald im Zelt schlafen, was aber im Allgemeinen nicht machbar ist.

16. Wenn der Mensch sich keinen adäquaten Ausgleich zu dem ihn ständig einhüllenden lebensbelastenden Schwingungsfeld seines Alltages schafft, und selbst nachts sich noch darin befinden muss, ja sogar auch noch darin schläft, hat er keine Chance, sich vor deren lebensunschönen Resultaten zu schützen. Er wird sich in seinem Wesen verändern. Es gilt hierbei leider: „Steter Tropfen höhlt den Stein“.

17. Da der Mensch heute aber nicht im Wald schläft, ist es eine sinnvolle Alternative, den ausgereiften Baum als dessen stärkstem Lebensenergierepräsentant mittels seines naturvollwertigen Holzes zu sich ins Haus, und dabei möglichst an den Schlafplatz zu bringen.

18. Dabei ist darauf zu achten, dass während der Holzernte und ganz wichtig auch später die zellmolekulare Naturvollwertigkeit des Holzes nicht zerstört wird und auch keine bewusstseins- oder lebensnegativen Schwingungen entstehen. Eine besonders hochwertige Wirkung kann erhalten werden, wenn die fällbedingten Energieflussblockaden ebenfalls gelöst werden.

19. Nach solchen Kriterien erzeugtes naturvollwertiges Holz wird zu VollwertHolz.

20. Je größer die gewachsene Einheit von einem VollwertHolzBalken ist, umso stärker ist seine von ihm ausstrahlende Baumpräsenzenergie.

21. VollwertHolz stellt aber nicht nur den materiellen Körper des heimischen ausgereiften Baumes dar, sondern besteht in seiner körperlichen Substanz aus materialisierten Sonnenstrahlen und somit auch aus Sonneninformation. Dies gilt aber auch für jedes andere Holz und Holzprodukt, wie für alle organische Materie.

22. Somit übermittelt in feinstofflicher Weise ein VollwertHolzBalken die lebenspositiven Informationen des ihn erzeugenden Baumwesens wie auch der seine Substanz ausmachenden Sonnenstrahlen.

23. Damit kommen mit VollwertHolzBalken die denkbar lebenspositivsten feinstofflichen Schwingungen und Energien in das Haus, insbesondere an den Schlafplatz.

24. Schlafen in einem solchen lebenspositiven Schwingungsfeld ist gerade heute wegen des neuzeitlichen extremen Naturentzuges die Grundlage für innere Harmonie und ein erfüllendes schönes Leben.
Früher brauchten die Menschen dies nicht zu beachten, da sie sich tagsüber eine wesentlich längere Zeit im Naturgeistschwingungsfeld aufhielten.

25. Eine große und möglichst 12+ cm dicke VollwertHolzBalkenfläche *(s. Abb. 5, S. 151)* unter dem Bett schafft nicht nur Schutz vor Belastungen von unten für den schlafenden Menschen, sondern lässt ihn auf einer stark lebenspositiv wirkenden Energiewolke schlafen, die ihm seine wesenseigenen inneren Bedürfnisse nach Aufrichtung, Horizonterweiterung, Lebensüberblick, gute Verwurzelung und Stabilität, Wachstumsenergie etc., also die Wesensmerkmale des ausgereiften Baumes genauso übermittelt wie die Belebungsenergie der Sonne, die, wie wir wissen, Grundlage und Grundschwingung jedes organischen Lebens ist.

26. Dieselbe VollwertHolzFläche gehört hinter den Kopf an das Kopfteil des Bettes zum Schutz des Gehirns vor der Industriegeistschwingung der meist durch einer schöne Tapete verborgenen denaturierten Materialien *(s. Abb. 6, S. 151).*

27. Wenn das Bett seitlich direkt an einer Wand steht, gehören diese Wandschwingungen auch abgeschirmt durch eine VollwertHolz-Vorstellwand *(s. Abb. 4, S. 150).*

28. Nach naturenergetischen Gesichtspunkten optimal hergestellt wäre ein Schlafzimmer, wenn nicht nur der Schlafplatz im Kopf- und Liegebereich, sondern auch Wände – zumindest zum Teil – die Decke und der Fußboden mit ganz oder möglichst naturvollwertigem Holz verkleidet bzw. hergestellt sind *(s. Abb. 7, S. 152).*

29. Optimal wäre, wenn das gesamte Haus der NaturKraftBauweise entspräche (NaturKraftHaus, siehe „Die Lichtkraft des Baumes – Gesundheit aus der Heilkraft des Holzes“, Teil 4).

30. Der Mensch kann dann während des Schlafens diese energievollen und sehr lebenspositiven Baumgeistschwingungen voll in sich aufnehmen. Der Schlafplatz wird zur Lebenskrafttankstelle.

31. Außerdem kann der Mensch aufgrund des lebensvertrauten Schwingungsfeldes seine geistigen Schutzmechanismen vor der Industriegeistschwingung loslassen, was bewirkt, dass die evolutionär für die Schlafenszeit vorgesehenen Verarbeitungsprozesse ungestört und energieaufbauend stattfinden können. Es findet eine gute innere Vorbereitung auf den neuen Tag statt.

32. Am Schlafplatz befindet sich der Mensch jeden Tag in der Regel mindestens 8 Stunden. Beim Schlafen ist er seiner Umgebung schutzloser ausgeliefert als in seinem Tagesbewusstsein.

33. Der Schlafplatz ist bei unserem heutigen Alltag für die Lebensentwicklung und die Gesundheit der wichtigste und entscheidende Platz. Dabei ist die geistatmosphärische Pro-Lebensschwingung, wie sie von VollwertHolz ausgestrahlt wird, das schönste und beste, das wir derzeit machen können.

Teil 5

Was geschieht nun beim Schlafen an einem solchen lebensfreundlichen Schlafplatz?

Ich bezeichne einen solchen Schlafplatz sehr gerne als „seelenharmonischen“ Schlafplatz oder auch als „NaturKraftSchlafplatz“, weil sich die Seele beim Schlafen an diesem naturgeistdurchfluteten Ort sehr wohl fühlt und an ihm die natürliche Kraft des Menschen durch die natürliche Kraft des Baumes gestärkt und mobilisiert wird.

An einem solchen Wohlwirkort kann dann der heute innerlich so sehr aufgewühlte und aus dem Gleichgewicht geratene wirtschaftsgeistgeformte Mensch durch das Schlafen in ein sich immer mehr harmonisch und erfüllend gestaltendes Leben hineinwachsen. Der Mensch schläft in seinem wirklichen Schwingungsfeld-Zuhause, was mit der Zeit bewirkt, dass sich ihm die Schönheiten des Menschseins und der Welt, und auch unserer gesellschaftlichen Errungenschaften durch innerlich erwachsende Stimmigkeit immer mehr eröffnen. Dies ist auch ein Resultat von Bewusstseinserweiterung.

Unsere durch die Gesellschaftsausrichtung entstandene und aufrechterhaltene kollektive Angst und Illusion vor Krankheit, Misserfolg, Versagen, Unglück usw. kann und wird sich mehr und mehr auflösen. Dies hat zur Folge, dass mit dem Älterwerden immer mehr Reife und damit innere Dankbarkeit für das Menschsein, die Menschheit und unser eigenes Da- und Dabeisein entsteht. Dies ist eine schöne Basis, mit der das eigene Altwerden ohne Einschränkungen mit Freude empfangen, angenommen und gelebt werden kann, anstelle es zu verdrängen.

Wir meinen heute, dass ein guter Schlafplatz einen tiefen und ununterbrochenen Schlaf gewährleisten sollte. Jedoch ist meine Erfahrung, die ich aus meinem Schlafverhalten wie auch aus Rückmeldungen anderer Menschen gemacht habe, dass dies nicht zwingend sein muss. Ich persönlich genieße es, die Nacht weniger tief zu „verschlafen" und beim Liegen die Nachtschwingung und die Nähe zu anderen Bewusstseinszuständen und Daseinsbereichen wahrzunehmen und zu erleben. Man könnte diese Zustände auch als Beten, Meditieren, Kontemplation, Stille hören etc. bezeichnen. Für mich eine ganz wertvolle persönliche Bereicherung und Erfüllung meiner Nächte.

Durch die gesellschaftlichen Zwänge befinden sich, wie bereits erwähnt, die meisten Menschen im Schnitt weniger als eine Stunde pro Tag im Freien, somit länger als 96 % in einer Industriematerial-Hülle. Mit dem NaturKraftSchlafplatz und offenem Fenster kommt die Natur ins Schlafzimmer und die Naturaufenthaltszeit erhöht sich dadurch um ein Vielfaches von heute geltenden 4 % auf dann 40 % und mehr.

Im Durchschnitt muss heute fast jeder Mensch für 23 Stunden pro Tag ein geistiges Schutzfeld gegen eine wesensbelastende Wirtschaftsgeistatmosphäre aufrechterhalten. Dazu wird permanent Energie benötigt. Selbst beim Schlafen muss es erhalten bleiben. Können Sie die große Tragweite erkennen? Es ist nicht nur die permanente Energieaufrechterhaltung ohne Entspannung bzw. Regeneration, eine permanente gewisse Hab-Acht-Stellung, ein „immer auf der Lauer sein“.

Die betroffenen Menschen leben dadurch auch in einer Art Abkapselung von ihrem ureigenen inneren Wesenskern, was dazu führt, dass sie inhaltlich leer werden und innerlich auf der ständigen Suche sind. Sie fühlen sich innerlich, also in ihrem Wesensgrund, nicht zuhause mit all den vielseitigen lebensnachteiligen Konsequenzen. Und Selbstwertgefühl wie auch Selbstsicherheit können sich nicht tief gegründet einstellen.

Mir fällt hierzu die Geschichte vom „Zauberlehrling“ (Goethe) ein. Die Menschen begegnen dem Wirtschaftsgeist, füttern diesen, laden ihn ein, machen ihn groß und werden von ihm schließlich völlig infiltriert, manipuliert und zu lebenswerteverlorenen Wirtschaftsgeistdienern gemacht. Der aus dieser Sackgasse heraushelfende Zaubermeister ist die Erkenntnis, Bewusstwerdung und Naturgeisterfüllung – zumindest am Schlafplatz durch den NaturKraftSchlafplatz aus VollwertHolz.

Zusammenfassung der lebenspositiven Wirkungen

1. Der Mensch gestaltet sich seinen Schlafplatz zu einem besonders hochwertigen Ort, der seine Wesensnatur beachtet und ihr gerecht ist.

2. Der Mensch schläft in einem lebensvertrauten Schwingungsfeld, weshalb er kein geistiges Schutzfeld gegen wesensverändernde Einflüssen aufrecht erhalten muss.

3. Es gibt so starke Lebenspositivwirkungen und auch Schutz von unten, dass evtl. belastend wirkende Einflüsse durch z. B. Erdstrahlen, Wasseradern oder Stahlbeton und armierter Estrich etc. verdrängt und stark abgemindert werden, was körperliche Gesundheit stabilisiert und fördert.

4. Es gibt keine wirtschaftsgeistgefüllten feinstofflichen Einwirkungen auf das Scheitelchakra bzw. unser Gehirn- wie auch Herzzentrum mehr, wodurch Erkenntnisförderung, Selbstwertkräfte und Innenharmonisierung wachsen können.

5. Der Mensch befindet sich während des Schlafens im Schwingungsfeld des ausgereiften heimischen Baumes, was auf ihn Stärkung und Bildung von Aufrichtigkeit, Standhaftigkeit, Überblick, Horizonterweiterung, Höhenwachstum etc., all den Wesenseigenschaften des ausgereiften Baumes

überträgt. Dies steht in Resonanz zu der inneren menschlichen Anlage und Ausrichtung, wodurch sich innere Lebensstimmigkeit einstellt.

6. Der Mensch befindet sich während des Schlafens auch im Schwingungsfeld unserer Sonne, wodurch sich ihm Lebensenergie, Lichtkraft, Wärme und all die anderen Eigenschaften der Sonnenstrahlen übertragen.

7. Der Mensch schläft in sein inneres Gleichgewicht hinein, was eine harmonische und erfolgreiche Lebensentwicklung mit sich bringt.

8. Die feinstoffliche Schwingung des Schlafplatzes entspricht auch der feinstofflichen Schwingung aller Zellen und körperlichen Mikroelemente, weshalb diesen mehr Vitalenergie mit den damit verbundenen Möglichkeiten zur Verfügung steht.

9. Es wird dem Menschen innerlich vermittelt (geistig eingeflüstert bzw. souffliert): „Du bist, der Du bist, und das ist richtig und gut.“, „Du musst nicht werden, sondern Du wirst.“, „Du musst nicht suchen, sondern Du findest durch in Dir automatisch erwachsende Horizonterweiterung.“. Dies stellt den ausgereiften Baum dar.

10. Krankhafte Lebensentwicklungen verlieren durch den Zuwachs innerer Stimmigkeit ihre Schärfe, was

sich zur Kehrtwende, zu Gesundwerdung oder Einsicht und Annahme oder auch zu einem sogenannten Wunder auswirken kann.

11. Alt werden und alt sein verliert an Unstimmigkeit und wird zu Lebensdankbarkeit.

12. Disharmonien mit anderen Menschen verlieren durch den Zuwachs innerer Stimmigkeit ihre Grundlage und schwächen ab bzw. lösen sich auf.

13. Stressbedingte Lebensunstimmigkeiten lösen sich durch Wandlung auf.

14. Lebensnachteile lösen sich auf.

15. Kinder können sich durch die natürlichen äußeren Rahmenbedingungen innerlich entsprechend ihrer Ausrichtung entwickeln.

16. Unruhe, Aggression, Depression und sonstige auf innere Unstimmigkeit zurückzuführende Auffälligkeiten können sich entspannen und vermindern sich.

17. Beziehungen entwickeln sich durch die sich substanziell erhöhende Achtung und Wertschätzung des Lebens und des Miteinanders in lebenszeitlange Dankbarkeit und echte Gemeinsamkeit.

18. Der Mensch arrangiert sich mit der Zeit immer mehr selbstbestimmt, freudvoll und dankbar mit seiner Lebenssituation.

19. Verkrampfte und belastete Beziehungssituationen zu Eltern, Kindern, Exgeliebten, Chefs, Arbeitskollegen, Weltentwicklung, Menschheit, Vergangenheit, Zukunft, Gegenwart wandeln sich in Toleranz, Mitgefühl, Verständnis, Akzeptanz, Anerkennung und Dankbarkeit.

20. Der Mensch reift aus der 3. Evolutionsebene in die 4. Evolutionsebene (ganzheitliche Bewusstheit) hinein. Es kommen seine Wesensgrundlagen zur Entfaltung. Die Stadien von Raupe und Metamorphose erfüllen sich zum Schmetterling.

Teil 6

Wie ich zu diesen Erkenntnissen gekommen bin

Ich bin ein Mensch, den, solange ich mich zurückerinnern kann, es hauptsächlich interessiert hat, welcher Sinn sich hinter den Ereignissen bzw. dem Leben befindet. Meine Lebensgrundausrichtung war und ist: „Ich erschaffe mir einen Reichtum, den ich auch mitnehmen kann“. Und ich bin davon überzeugt, dass ich wie jeder Mensch die Essenz meines zeitgebundenen diesseitigen Schaffens und Wirkens in die außerkörperlichen jenseitigen Dimensionen mitnehmen werde. Meine Überzeugung ist, dass ich mit all dem von mir an anderen Menschen wissentlich zum Zwecke der Vorteilnahme zugefügten Unrecht und der Unfairness auch in der Außerkörperlichkeit konfrontiert werde, und zwar solange, bis keine andere Seele mehr mit mir diesbezüglich im Unreinen ist. Dies verleiht meinem Leben Sinn und Qualität.

Die in diesem Buch wie auch in „Die Lichtkraft des Baumes – Gesundheit aus der Heilkraft des Holzes“ beschriebenen Erkenntnisse der Einflüsse der uns umhüllenden Baumaterialien auf unsere Lebensentwicklung haben sich in mir im Laufe vieler Jahre gebildet. Ein dafür hervorzuhebendes Erlebnis fand am Donnerstag, 13. März 1997 statt. Es war an meinem 37. Fastentag. Ich befand mich in tiefer Meditation an einen Baum gelehnt im Wald, als dieser plötzlich „auf machte“, sich öffnete und sich um mich herum wieder schloss und ich in ihm und völlig mit ihm zu einer Einheit verschmolzen war. Ich verspürte eine noch niemals zuvor bewusst erlebte Ruhe und Geborgenheit. Eine Harmonie und Ausgeglichenheit durchströmte mich, mit der sich mein ganzes Wesen mit all meinen Zellen in Resonanz befanden. Ich nahm dabei auch eine aufrichtende, erhebende Energie wahr, die mir sehr vertraut erschien, so als gehöre sie auch zu mir, als wäre sie ein Wesensbestandteil von mir. Seither bin ich in einer besonderen unerklärbaren Weise immer, wenn ich dies möchte, mit den Bäumen verbunden, unabhängig davon, wo ich mich gerade befinde. Beginnend mit diesem Erlebnis ist mir zugänglich geworden, wie die uns umgebenden Materialien auf uns Menschen wirken.

Mir wurde klar, wie die meisten der modernen Baumaterialien und Häuser die Menschen unmerklich innerlich verändern. Ich habe seither den Eindruck, als ob diese den Menschen irgendwie benebeln, vor den tatsächlichen Werten der Welt verschließen und seine Sichtweise verengen. Deshalb sehe ich die uns umhüllenden Baumaterialien sehr stark mitverantwortlich für unser inneres Gleichgewicht und unsere innere Stimmung. Damit sehr eng verbunden sind die Eigenempfindung von Zufriedenheit, Gesundheit, Lebenserfolg und Lebensglück.
Meine schon immer ausgeprägte Achtung vor den Bäumen wurde damals derart intensiviert, dass ich in noch

stärkeren Konflikt mit meiner beruflichen Tätigkeit als Massenholzsägewerker und Schnittholzhändler kam. Ich machte mir ernsthafte Gedanken, mich wegen der in diesem Bereich vorherrschenden rein materiellen Betrachtung von Wald, Baum und Holz aus der Branche zu verabschieden, obwohl ich mit Holzhandel und Sägewerksleitung viel berufliche Erfüllung und finanziellen Erfolg fand. Durch meine gesteigerte Sensibilität und meine Erkenntnisse tat es mir immer mehr weh, an der Massenernte und Industrialisierung von Holz aktiv beteiligt zu sein. Meine geschäftsleitende Position in der Fertighausbranche hatte ich schon einige Jahre früher beendet, weil ich es nicht mehr mitverantworten konnte, dass Menschen viel Geld ausgeben, um dann ihr Leben in Styropor-, Spanplatten- und Foliengebilde zu verbringen.

Ca. ein Jahr später brachte mich ein zweites wichtiges Erlebnis dazu, doch noch im Holzgeschäft zu verbleiben, um mittels der dadurch vorhandenen finanziellen Basis diese Erkenntnisse weiter zu erforschen und auszuarbeiten:

Ich befand mich dabei wieder in einer sehr tiefen Meditation, nackt am menschenleeren Nordseestrand bei Meer, Sand, Wind und Sonne (Wasser – Erde – Luft – Feuer). Plötzlich nahm ich in meiner Versenkung immer deutlicher die Aufforderung wahr, diese Erkenntnisse umzusetzen und den Menschen näher zu bringen. „Sigmund, du bist der dazu prädestinierte Mensch. Erfreue Dich an Deinen Säger- und Holzhandelserfolgen und verwende die dadurch vorhandenen finanziellen Möglichkeiten, um den neuen Weg aufzubauen und die gewonnenen Erkenntnisse bekannt zu machen. Damit ist dem Wald und den Menschen für die kommende Zeit am meisten geholfen.“

So bin ich im Holzgeschäft geblieben und habe die Erzeugerkriterien für die Gewinnung von vollwertigem Holz erarbeitet. Dadurch entstand „VollwertHolz“, das ich als äußerst segensvolles seelenheilsames „Medikament“ für die innerliche Massenerkrankung des Industriegesellschaftsmenschen ansehe. Ich mache den Menschen die Zusammenhänge bekannt und wirke indirekt als Heiler. Es ist wunderschön für mich und ich bin erfüllt von Dankbarkeit.

In einfacher Weise ausgedrückt, ist folgendes geschehen: Der Weltgeist, die Bäume und ich trafen eine Vereinbarung, in der jeder für seinen Teil zuständig ist.

- Mein Part ist es, einen Weg aufzuzeigen, wie Holzerzeugung unter Wertschätzung des Wesen des Baumes erfolgen kann und dass das damit erhaltene vollwertige Holz mit segensvoller Heilkraft der Gesundheit und inneren Entwicklung des Menschen (Aufrichtung) hilft,
- die Bäume sorgen für ihre dauerhafte energetische Verbindung zu solchem VollwertHolz zur Stärkung der damit einhergehenden indirekten Heilwirkung
- und der Weltgeist (Bewusstwerdungskräfte) unterstützt dies alles für schönen Erfolg.

Teil 7

Wie ich persönlich schlafe und wie es mir dabei geht

Ich schlafe nun seit ca. 13 Jahren, genauso wie meine von mir höchstgeschätzte, geliebte Ehefrau und unsere gemeinsamen sechs Kinder, an einem Schlafplatz, der wie zuvor beschrieben durch kraftvolle VollwertHolz-Balken zu einem NaturKraftSchlafplatz gestaltet wurde und fühle mich richtig wohl in diesem natürlichen Schwingungsfeld. Ich genieße die kraftvolle Baumpräsenz an meinem Schlafplatz und freue mich jeden Abend, mich darin völlig los- und darauf einzulassen. Dabei fühle ich mich oftmals wie im Wald mit sehr angenehmem Liegekomfort. Aus jeder Zelle und jedem Fäserchen dieser Balken spüre ich die Ur-Information des alten heimischen Baumes, die Sonnenlichtenergie und die vom Baum repräsentierte Lebens- und Aufrichtkraft ruhevoll herauswirken. Die Qualität dieser Empfindungen ist nicht beschreibbar.

Durch meine Gesprächsabende und Vorträge haben sich schon viele Menschen ihren Schlafplatz mit diesen VollwertHolzBalken, die auch gerne als LichtHolz-Balken oder GesundheitsBalken bezeichnet werden, eingerichtet. Die Erlebnisse, die mir berichtet wurden, reichen von Beruhigung (nicht nur bei ADS-Problemen), besserem Schlafen, große Freude am Schlafplatz, lebensstimmigeres Schlafbedürfnis – sei es größer oder geringer –, verbessertes Durchschlafen von Kindern, Befreiung von Schlafangst, und noch vieles mehr. Eine Frau hat mir sogar mitgeteilt, dass ihr Mann weniger schnarche (es könnte aber auch sein, dass sie sich nicht mehr so sehr daran stört).

Es ist nicht vorhersagbar, welche Wirkung sich entweder spontan und sofort merklich oder fast unmerklich nach Monaten einstellt. Jeder Mensch hat unterschiedliche Prozesse, die durch einen solchen seelenharmonischen Schlafplatz zu Tage treten. Selbst wenn manchmal in der ersten Zeit sogar Unangenehmes in Erscheinung tritt, zum Beispiel wenn verdrängte und vergessene „Schubladen" sich öffnen, kann sich auf Dauer Naturenergie immer nur sehr segensvoll auswirken. Einige Briefe habe ich auch erhalten, in denen die Veränderungen sogar als Wunder bezeichnet wurden.

Dabei sind es keine Wunder, die geschehen, sondern bei Wissen der Zusammenhänge leicht verständliche Entwicklungen. Man muss nur verstehen, dass sich auf der Seelenebene durch das natürliche Schwingungsfeld von VollwertHolz erholsame Entspannung beim Schlafen einstellt, was ein Verarbeiten der Alltagsthemen und Regeneration in den innersten Bereichen stattfinden lässt. Es hat sich auch bewahrheitet, dass bei Auffälligkeiten von Kindern unbedingt auch der Schlafplatz der Eltern seelenharmonisiert werden sollte.

Ich bin zwischenzeitlich fest davon überzeugt, dass heutzutage viele Ehescheidungen, substanzielle Beziehungsprobleme, Unfruchtbarkeit, ernsthafte Erkrankungen, Lebensunerfülltheiten, Altwerdungs- und Sterbeängste und noch viel mehr an Lebensbelastungen durch die modernen Baumaterialien gefördert werden oder gar entstehen und durch seelenharmonische Schlafplätze vermieden, verringert und auch beseitigt werden können. Leider muss ich auch häufig erfahren, dass gerade diese Menschen, die in genau diesen Thematiken stecken, sehr unzugänglich sind und diese Betrachtungsweise als Blödsinn abwinken, und nicht einmal die Bereitschaft aufbringen, es wenigstens für eine gewisse Zeit auszuprobieren. Sie haften zwanghaft, wie „betoniert", an ihren Lebensvorstellungen und -werten an und bewegen sich in die gleiche Lebensrichtung weiter, was nichts anderes als die Verschlimmerung der Probleme bewirken wird.

Ich empfinde die Erkenntnis über all das als ganz großes Geschenk, welches mir zuteil wurde, und auch, dass ich es annehmen und umsetzen konnte. Dies hat mein Leben derart bereichert, dass ich mich mit Freude und Idealismus dafür einsetze, dieses Wissen bekannt zu machen. Mein Bemühen ist, diese Erkenntnisse vielen Menschen zu deren Lebensfreude und -erfüllung weiterzureichen. Die Umsetzung dieses Wissens tut jedem Menschen wie auch unseren Bäumen und der Naturseele sehr gut. Und ich nehme auch wahr, dass sich der Geist des Waldes auf jeden Menschen freut, der wissend und wertschätzend im Schwingungsfeld von VollwertHolz schläft oder auch wohnt.

Ein angemessen gutes Gleichgewicht zwischen Natürlichkeit, Wirtschaftlichkeit und Menschlichkeit kann sich einstellen, was in der kommenden Menschheitsentwicklung sowieso unvermeidlich ist. Ich empfehle es dem einzelnen Menschen, und mit diesem Buch somit auch Ihnen, sehr geschätzte Leserin, sehr geschätzter Leser, lieber früher damit anzufangen, aufgrund der dadurch vermeidbaren unschönen Erfahrungen.

Ich persönlich bin jedenfalls so gestrickt, meine Vernunft einzusetzen, um mein Leben nicht leidvoll zu erfahren und die Erfolgsrezepte weiterzureichen. Selbstverständlich bleibt jedem Menschen selbst überlassen, ob und in welche Weise er diese für sich verwendet.

Teil 8

Wie wird Sie die VollwertHolz-Präsenz verändern?

Durch das Schlafen in einem VollwertHolz-Energiefeld erhalten Sie innerlich wieder Anregung und Stärkung Ihrer eigenpräsenz- und harmonieverbreitenden Aufrichtekraft, wodurch Sie sich ganz fein und ohne Ihr weiteres Zutun innerlich aufrichten und Ihre innere Kraft und Stimmigkeit sich für Sie und Ihre Mitwelt harmonisiert und selbstwertig entwickelt.

Machen Sie sich bitte bewusst, welche Veränderungen dies auf Dauer mit sich bringen wird. Echter Selbstwert und Selbstbewusstsein nehmen zu, belastende und einengende Unsicherheit und Angst reduzieren sich, Sie gehen anders auf Ihre Mitmenschen zu, Ihre Beziehungen werden erfüllter, Ihre Welt erhält ein anderes Profil.

Sie erhalten einen übergeordneten Blickwinkel auf die um Sie herum stattfindenden Geschehnisse. Sie werden dadurch immer mehr die Schönheiten der Welt, Ihrer Mitmenschen, Ihrer Beziehung, des Lebens, Ihrer Gesellschaft und Ihres gesamten Menschseins erkennen, was Sie in Dankbarkeit und Lebenserfüllung hineinaltern lässt. Sie freuen sich mit Interesse auf Ihr bedingungslos akzeptiertes Altwerden mit dem Höhepunkt des Lebens - das Sterben*. Sie werden dabei Ihr permanentes Wachstum erkennen, spüren und erleben, welches sich von der lebensanfänglichen körperlichen und geistigen Ausrichtung in Erfahrung, Erkennen und Bewusstwerdung umwandelt.

Fußnote:
**Ich verstehe dies folgendermaßen: Bis zum Lebensende nimmt die angesammelte Erfahrung – unabhängig ob bewusst oder unbewusst, angenehm oder unangenehm – in jeder Minute und Sekunde des Lebens zu, sodass für jeden einzelnen Menschen zum Zeitpunkt seines Sterbens sein Erfahrungsschatz am höchsten ist. Der Höchstschatz an Erfahrungen bedeutet auch Höchstmenge an Weisheit und Wissen für den betreffenden Menschen, und somit den Höhepunkt des Lebens.*

Wo dies eintritt, erhält das Menschsein und die irdisch anwesende Lebenszeit von Anfang bis Ende eine sich bis zum Ende steigernde Qualität, Bereicherung und Dankbarkeit. Dies ist wichtig für alle Lebensphasen, angefangen bei Kindern, die sich in die Welt zu aufrichtigen Menschen hineinentwickeln, über die gesellschaftsaktive Aufbauphase und Erwachsenenzeit, in der die materiellen und geistigen Wege des Lebens gebaut und gegangen werden, bis in die vergleichsweise gesellschaftspassive Zeit des Alters, wo die Themen von In-Sich-Gehen, Loslassen, Geschehenlassen, Akzeptanz, Vertrauen, Verabschieden immer mehr in den Vordergrund drängen.

Teil 9

Fazit

Ich denke, dass jetzt klar ist, weshalb ein Naturschwingungsfeld gerade in der jetzigen Zeit so wichtig für den Schlafplatz ist. Sofern wir unseren Alltag in der heute üblichen Weise leben, geht meines Erachtens kein Weg daran vorbei, wenn man ein ganzheitlich gesundes und erfreuliches Lebens führen möchte.

Nun kommt eine neue Zeit, in der sich den Menschen ein neuer Zugang zu den Bäumen öffnet und naturvollwertiges Holz nicht nur als totes Material angesehen wird. Wir werden lernen, die Industriegeistdurchtränkung unserer Häuser und Wohnungen zu erkennen und mithilfe von VollwertHolz zumindest Schlafplätze, Meditationsorte und Kinderzimmer in kraftvoll natürliche Energieplätze zu verwandeln, an denen sich nicht nur jede Faser unseres Körpers wohl fühlt, sondern auch unser innerer Wesenskern.

Die Menschen werden in naturvollwertigem Holz alter heimischer Bäume immer mehr besondere, heilsame Kräfte entdecken. Die heutige Betrachtung von Holz als rein materialistischer Baustoff ohne „Seele“ und folglich die Erzeugung und Verarbeitung, die das Wesen den Baumes nicht mehr berücksichtigt, ist davon zwar noch weit entfernt, aber der zukünftige Weg ist mit VollwertHolz bereitet.

Unser moderner Alltag ist von Zwängen geprägt. Von morgens bis abends werden wir auf unterschiedlichste Weise aufgefordert, bestimmte Dinge zu denken, zu glauben und zu tun. Beim Schlafen am Seelenschlafplatz wird uns ganz automatisch in einer „Sprache“, die unser Innerstes und auch jede Zelle unseres Körpers versteht, übermittelt:
„Du bist so, wie Du bist, völlig in Ordnung.“
„Du musst nicht richtig handeln, sondern Du handelst richtig“.
So werden wir vom Suchenden zum Seienden. Und dies geschieht sogar völlig automatisch ohne Anstrengung – im wahrsten Sinne des Wortes: im Schlaf.

Quantenphysik, Epigenetik und Homöopathie befassen sich intensiv damit, wie das Milieu oder das geistige Schwingungsfeld einer Umgebung die Lebensprozesse formen und gestalten. Für mich ist es selbstverständlich, dass auch unsere Denkprozesse davon beeinflusst werden. Vieles ist schon erforscht und bekannt. Jedoch widerspricht es unseren eingefahrenen „Programmen“ und auch den Interessen vieler Organisationen, weshalb wir noch immer an den alten überkommenen Ansichten festhalten, die uns vermitteln, dass z. B. Krankheit in der körperlichen Ebene, Demenz aufgrund des Alters entsteht, Allergien ein unvermeidbares Übel sind usw..

Diese Sichtweisen passen aber nicht mehr in das neue Bewusstsein. Alle körperlichen Erscheinungen können nur Botschaften aus den Tiefen unserer Seele sein. Wenn wir dieses in unser Leben völlig integrieren, wird sich unsere Lebensweise derart verändern, dass wir erkennen können, wie wunderbar Welt und Menschheit trotz all der scheinbaren Unzulänglichkeiten sind.

Es gehört aber Mut und Selbstsicherheit dazu. Und genau dies entwickelt und wächst in ganz feinen Schritten an einem Schlafplatz mit einem Baumenergiefeld, wie ich ihn beschrieben habe. Die stimmigsten Botschaften für uns Menschen übermitteln uns die reifen heimischen Bäume, die Könige des Pflanzenreiches, die am kraftvollsten Aufrichtigkeit, Eigenpräsenz, Kraft, Verwurzelung, Emporwachstum, Stabilität und vieles mehr verkörpern. Dies ist ein Geschenk für den Schlafplatz – eine für alle Seiten dankbare Situation.

Anhang 1

Die Ausbaustufen des Schlafplatzes

Es gibt fünf Ausbaustufen für die Bereiche Körper und Kopf (Geist):

1. Ausbaustufe (Grundausstattung)

Unter das Bett (zwischen Rost und Boden) wird ein ca. 50 cm breiter und ca. 12 cm dicker VollwertHolzBalken gelegt *(s. Abb. 3, S. 150)*. Über dieser Breite besteht nun oberhalb dieses Balkens ein völlig lebensgesundes geistdimensionales Energiefeld. Alle sonstigen schädigenden Einflüsse von unten werden dadurch zusätzlich abgeschirmt bzw. gemindert. Der **Körper** liegt so auf einem geschützten Platz, an dem unten nur Positives und nichts Nachteiliges wirkt.

Für den **Kopf**, in dem sich Gedanken und Bewusstsein bilden bzw. ausformen, wird hinter das Kopfkissen, innenseitig an das Kopfteil des Bettes, ein ca. 5 cm dickes naturvollwertiges Holzelement (Kopfkissenbreite und ca. 40 cm hoch) gestellt *(s. Abb. 2, S. 149)*. Dieses VollwertHolz-Kopfteil sollte fein bearbeitet sein (abgerundet und geschliffen), damit man Freude am Befühlen hat. Das VollwertHolz überträgt an dieser Stelle Ruhe, Entlastung und Harmonie in den Kopf hinein und somit Gesundheit im ganzheitlichen Sinne.

Vorteil: Günstiger Preis, da das vorhandene Bett bestehen bleiben kann.

2. Ausbaustufe (Erweiterung)

Der v. g. unter dem Bett liegende 50 cm breite VollwertHolzBalken wird gegen eine bettbreite VollwertHolzBalken-Fläche ausgewechselt *(s. Abb. 5, S. 151)*. Dadurch ist das darüber befindliche Energiefeld noch breiter und daher stärker und schützender.

Und zur Stärkung der Stimmigkeit für den Kopfbereich, zur Abschirmung geistbeunruhigender Wandschwingungen, rückt man das Bett ca. 12 cm von der Wand weg und bringt zwischen Betthaupt und Wand eine ca. 12 cm dicke VollwertHolzBalkenfläche (z. B. 1,20 m hoch) an *(s. Abb. 6, S. 151)*.

Steht das Bett seitlich an einer Wand oder gar in einer Ecke, sollten die v. g. Wandkonsolen sämtliche an das Bett grenzende Wände bedecken. Das Bett steht dadurch in jedem Fall an einer VollwertHolz-Wand oder sogar in einer besonders heimeligen VollwertHolz-Nische *(s. Abb. 4, S. 150)*.

Vorteil: Das vorhandene Bett kann bestehen bleiben bei optimale Naturschwingung und Belastungsabschirmung.

3. Ausbaustufe

Es wird ein NaturKraftBett gebaut, in welches die Naturwirkkräfte und Schutzflächen von unten und für den Kopf mit VollwertHolzBalken bereits integriert sind *(s. Abb. 7, S. 152)*.

4. Ausbaustufe

Als weitere Ausbaustufen können die Wände des Schlafzimmers und Kinderzimmers *(s. Abb. 7, S. 152)*, an denen das Bett steht, komplett mit in Wuchsrichtung stehenden und optisch schön bearbeiteten VollwertHolzBalken verkleidet und zu NaturKraftWänden umfunktioniert werden.

5. Ausbaustufe

Zusätzlich kann in einem nächsten Schritt die Deckenunterseite mit VollwertHolz verkleidet werden. Dies ist wichtig, da dann auch von oben die Sonneninformation im Raum wirkt, genauso wie wir dies bei einem Aufenthalt in der freien Natur erleben. Besser können wir in einem Raum die Naturordnung nicht an den Schlafplatz bringen. Das gesamte Schlafzimmer erhält dadurch in optimaler Weise eine wunderschöne heimelige natürliche Atmosphäre.

Ein solcher Raum ist voller umherschwirrender Photonen (Lichtpartikelchen), genauso wie in der freien

Natur. Wenn sich biologische Zellen in solch einem Photonenfeld befinden, werden sie enorm angeregt. Die Zunahme deren Photonenausstrahlung kann in neuester Zeit durch Messungen sichtbar und somit nachweisbar gemacht werden *(s. Abb. 8, S. 153)*. Es wird heute sehr stark vermutet, dass zwischen Lebensenergie und Photonenausstrahlung ein direkter Zusammenhang besteht. Ich bin davon überzeugt.

Wichtig:
Auch die heutzutage bereits bekannten problematischen Aspekte wie z. B. Elektrosmog, Schimmel, Giftstoffe in der Raumluft, Matratzenmaterialien usw. sind selbstverständlich zumindest am Schlafplatz dringend zu beachten. Hierfür gibt es bereits ausreichend Literatur und Abhandlungen. Zum Beispiel befasst sich die Baubiologie seit Jahren intensiv mit diesen Themen.

Nachsatz

Ich bin mir völlig sicher, dass der von mir so umfangreich beschriebene NaturKraftSchlafplatz für die meisten Menschen unserer modernen Zivilisation die notwendige Grundlage darstellt, damit sich ihr Leben zu einem inneren Gefühl von Stimmigkeit, Erfülltheit und Dankbarkeit gestaltet.

Es gibt heute eine Vielzahl an Empfehlungen für ein erfolgreiches Leben und wie Gesundheit erhalten bzw. erreicht werden kann. Aber wenn das Haus „auf Sand gebaut“ ist, können die bestgemeinten Umbauempfehlungen leider nicht richtig fruchten. So zeigt sich mir die heutige Zeit. Die Menschen verändern, erweitern und bauen an ihrem Lebensgebäude und erkennen nicht das morsche und bröckelnde Fundament. So kann niemals ein zufriedenstellendes Ergebnis herauskommen. Das Fundament ist die Einbeziehung der geistigen bzw. seelischen Wirkungen unserer Umwelt, die uns umhüllt, in der wir leben. Dies sind heute die Baumaterialien. Es können sich erst dann dauerhafte Heilerfolge einstellen, wenn dies erkannt und für das weitere Leben beachtet wird.

Deshalb stellt der Inhalt dieses Buches eine für mich derzeit besonders wichtige Art von Gesundheitsberatung und Heilen dar. Es ist das gute, stabile Fundament, auf dem individuell aufgebaut werden kann. Für mich ist es ein großes persönliches Geschenk, weil mir ein Weg gezeigt und eine Möglichkeit gegeben wurde, meinem Bedürfnis gerecht zu werden, Gesundheit zu fördern und Bewusstsein zu erhöhen.

Die auf den Menschen dauerhaft zumindest während des Schlafens einwirkende Naturkraft des ausgereiften heimischen Baumes führt ihn automatisch in eine seinem inneren Wesenskern gerecht werdende Lebensweise hinein, was sich heilsam im ganzheitlichen Sinne so auswirkt, dass er in ein schön empfundenes erfülltes Leben hineinaltert.

Einige Fragen, dies sich Ihnen jetzt möglicherweise stellen, beantwortet bereits mein Buch „Die Lichtkraft des Baumes – Gesundheit aus der Heilkraft des Holzes“. Sollten Sie Antworten suchen, die Sie darin nicht finden, lassen Sie es mich bitte wissen, damit ich Ihnen diese nachreichen kann.

Anhang 2

Beispiele, wie sich ein NaturKraftSchlafplatz auf Krankheiten auswirken kann.

Gesundheits- und Lebensunstimmigkeiten

Meine persönliche Sichtweise zu unterschiedlichen Krankheitsgruppen, und wie wundervoll heilsam ein NaturkraftSchlafplatz zur Vorbeugung und Gesundung wirken kann

Nachdem nun erklärt ist, dass wir heute in der Regel in feinstofflichen Schwingungsfeldern leben, die dem innersten Wesen von uns Menschen nicht entsprechen, möchte ich mich nun noch dem wichtigen, aber auch sehr sensiblen Thema Gesundheit und Krankheit zuwenden.

Alles, was ich im Nachfolgenden ausführe, basiert auf meinen Wahrnehmungen, Erfahrungen und Erkenntnissen von geistelementaren Zusammenhängen. Diese Sichtweise wird zwar von zunehmend mehr Menschen geteilt, ist aber nach anerkannten wissenschaftlichen Kriterien derzeit noch nicht beweisbar, weil die dafür geltenden Regeln die für mich so grundlegende Geist- bzw. Seelenebene nicht berücksichtigen. Ich finde, dass

Beweise auch nicht nötig sind, wo uns unser eigener Verstand die Richtigkeit der Aussagen offerieren könnte.
Meine Absicht ist auch nicht irgend eine Beweisführung, sondern, dass die Menschen durch meine Ausführungen dazu angeregt werden, sich eigene Gedanken darüber zu machen und in sich hineinzufühlen, inwieweit meine Empfehlungen auch für sie stimmig sind. Jeder trägt selbst die Verantwortung für seinen Lebensweg und seine Entscheidungen. Ich kann mir auch gut vorstellen, dass meine Ausführungen für viele Menschen bedrohlich sind, weil sich dadurch sehr vieles anders verhält, als heute im Allgemeinen behauptet wird und wie man es gewohnt ist, vor allem im Hinblick auf Eigenverantwortung, Lebenseinstellung und Lebensweise.
Trotzdem wurden bereits Untersuchungen über die Intensität der Photonenausstrahlungen (Lichtquanten) von vollwertigem Holz und daraus erstellten Schlaf-, Besprechungs- und Meditationsplätzen wie auch Häusern durchgeführt (Sommer 2009 in der myID-Galerie in Berg am Starnberger See durch das ISR-Institut, 61194 Niddatal, Panoramaweg 27). Diese konnten gut erkennbar eine außergewöhnlich starke Photonendichte im Vergleich zu anderen Baumaterialien aufzeigen, wie sich diese auf die Menschen überträgt und sich deren Ausstrahlung nach bereits kurzen Aufenthaltszeiten im Umfeld von vollwertigem Holz deutlich erhöhte *(s. Abb. 8, S. 153)*. Ich war selbst verblüfft darüber, wie sehr dies als Aktivierung der Meridiane sichtbar wurde – wie Leuchtspuren. Und da zwischen Photonenausstrahlung und Lebensenergie ein direkter Zusammen-

hang vermutet werden darf, konnte somit durch Probanden gezeigt werden, wie sehr positiv sich deren Lebensenergie im Wirkfeld von „VollwertHolz“ verändert hat. Diese Studie bestätigt in eindrucksvoller Weise die Stimmigkeit der in den vorher gemachten Aussagen dargelegten Erkenntnisse, dass die Materialien unserer Umgebung uns in unseren inneren Dimensionen beeinflussen und dass naturvollwertiges Holz mit an Sicherheit grenzender Wahrscheinlichkeit in den Menschen hinein wirkt und ihn von innen heraus gesunden lässt bzw. gesund erhält. Man muss leider aber auch daraus den Umkehrschluss folgern, dass die gewöhnliche Ausstrahlung der heutigen Schlafplätze und unserer Häuser und Gebäude die Lebenskraft hochwahrscheinlich aufzehrt und den darauf bzw. darin befindlichen Menschen schwächt.

Deshalb ist in mir die Überzeugung gereift, dass die Grundvoraussetzung für Gesundheit in allen Lebensaltern und damit einhergehend auch die Lebenserfülltheit und -zufriedenheit im fortgeschrittenen Alter für jeden Menschen, der heute in den modernen Alltag eingebundenen ist, ohne mindestens einen naturkraftvollen Schlafplatz dauerhaft nicht möglich ist, auch wenn diese Aussage als sehr hart empfunden werden kann. Ich jedenfalls kenne keine Alternative. Die gesellschaftlichen Entwicklungen und Einzelschicksale ihrer Menschen bestätigen mir dieses täglich leider immer deutlicher.
Wie ein NaturKraftSchlafplatz bei den einzelnen Krankheitssymptomen meiner Überzeugung nach heilend wirken kann, will ich nun nachfolgend beschreiben.

Nervosität, Überaktivität, Depression, Essstörungen, Unzufriedenheit, Aggression, Unlust, Angst, Beziehungsprobleme, etc.

Diese Erscheinungen führe ich ursächlich auf innere Unstimmigkeiten zurück. Der Mensch befindet sich nicht in seiner eigenen Mitte. Irgend etwas stimmt nicht, weshalb er zu suchen beginnt, oder auch aufgibt. Wie heute üblich wird im Äußeren (sekundär) gesucht und vermutet, was eigentlich nur innerlich (primär) gefunden werden kann. Unsere Gesellschaft, die auf dem völlig lebensunstimmigen und zerstörenden Leistungs- und Verdrängungsprinzip aufgebaut ist, kann für ein Überleben in der bisherigen Art nur die Ursachenzuweisungen im Äußeren zulassen.

Ein tatsächliches Gesundwerden kann sich aber dabei nie einstellen, sondern es werden unbewusst und sogar bewusst Abhängigkeiten und dauerhafte „Kundenbeziehungen“ (= Kranke) für ein mittlerweile riesiges, machtvolles Wirtschafts- und Rechtsimperium aufgebaut und gesichert. Die vordergründig beseitigten sekundären Symptome werden als Gesundheitserfolg gewertet, selbst wenn zeitversetzt an anderer Stelle wieder neue auftauchen, die die Patienten (Kunden) früher oder später wieder in die Arztpraxen spülen. Die primären Krankheitsursachen bekommen dabei zu wenig Aufmerksamkeit und bleiben bestehen, was auf Dauer zu immer größerer Lebensunstimmigkeit führt.

Wenn nun am Schlafplatz ein Schwingungsfeld vorherrscht, das dem inneren Wesen des Menschen entspricht und lebensaufbauende Informationen enthält, kann sich der Mensch während der Schlafens- und Ruhezeit innerlich völlig entspannen. Er muss nicht weiterhin sein Schutzfeld gegen die unlebendig und fremdartig wirkenden Geistschwingungen heutiger Baumaterialien aufrechterhalten, was während des heutzutage naturfremdartigen Alltages ja notwendigerweise ständig der Fall ist. Endlich kann dann während des Schlafens tatsächlich gesunde Aufarbeitung der Tagesgeschehnisse und dadurch Entspannung mit Kräftigung einkehren. Am nächsten Morgen beginnt dann der Tag ohne innere Verspannungen, was automatisch zu anderen Entscheidungen, Gedanken, Ereignissen, Gesprächen, Abläufen, etc. führt.

Wenn z. B. Kinder, wie heute immer häufiger der Fall, verhaltensauffällig sind, ist es in der Regel aber nicht ausreichend bzw. empfehlenswert, nur den Schlafplatz der Kinder zu naturharmonisieren. Die Eltern haben nämlich fast immer ihren Anteil an der Auffälligkeit des Kindes, obwohl das nicht immer leicht erkennbar ist und viele Eltern der Meinung sind, dass dies zwar auf Andere, aber nicht auf sie selbst zutrifft. Deshalb sollte der Elternschlafplatz ebenfalls – meiner Wahrnehmung nach sogar noch wichtiger – naturalisiert werden, damit sie ihrer eigenen Lebenssituation, ihrem Kind, und vor allem dem Wesen des Kindes und dessen Andersartigkeit, innerlich stimmig begegnen können. Meistens ist das Kind auch der Spiegel der Elternsituation. Wenn sich innere Stimmigkeit bei den Eltern einstellt, verändert sich dann aus deren Sichtweise soviel, dass plötzlich ihr Kind für sie kein Problem mehr darstellt.

Wenn die Eltern durch einen sogenannten NaturKraft-Schlafplatz innerlich mit sich selbst in Einklang kommen, wird sich ihr Leben in Stimmigkeit fügen und sich viele Erschwernisse und auch Vorstellungen hinsichtlich Richtigkeiten und Falschheiten auflösen. Nicht nur das Kind hat dann einen großen Vorteil.

Je lebensunstimmiger unsere Werte werden, umso deutlicher wird uns dies nämlich durch Kinder vor Augen geführt. Nicht nur durch deren Auffälligkeiten, sondern auch durch deren Ausbleiben. Dass immer weniger Kinder bei uns geboren werden, ist ein Fakt und ein sichtbares Zeichen, dass sich in unserer Art von Gesellschaft „Leben“ nicht mehr willkommen fühlt, und sich deshalb zurückzieht – es kommt einfach nicht mehr – es besitzt nicht mehr die gesellschaftliche Hauptpriorität. Ein deutlicheres Zeichen für die Lebensnegativität gibt es eigentlich nicht.

Ein Schlafplatz lebensfremder Schwingungsfelder verändert aber auch das Altwerden. Die Größe und Naturordnung dieses Vorganges wird nicht erkannt und es beginnt ein Abwehr- oder Verdrängungsmechanismus. Umso belastender wird dann das Älterwerden, und es werden immer mehr die gesunden „lebensweisheitsvermittelnden Alten“ ausbleiben und die „kranken und in sich zurückgezogenen Alten“ zunehmen.

Ich bin mir außerdem völlig sicher, dass die heutige Situation der vielen Beziehungsprobleme und Beziehungsunfähigkeiten in erheblichem Maße in den lebensnegativen Schwingungsfeldern der Häuser, Aufenthaltsräume und Schlafplätze gründen und sich durch eine lebenspositive Schlafplatzschwingung auch in dieser Hinsicht enorm viel verbessern lässt.
Ich möchte aber nochmal darauf hinweisen, dass die positiven Veränderungen durch stimmige feinstoffliche Schwingungsfelder individuell unterschiedlich von spontan bis sehr langsam und auch fast unmerklich vor sich gehen.

Geduld – nicht aber passive Gleichgültigkeit – zu haben ist auch eine Eigenart, die sich leichter einstellt, wenn sich der Mensch bereits nahe seines inneren Einklanges befindet. Gerade die Ungeduld ist ein Zeichen von Unstimmigkeit. Leider fällt es gerade den innerlich ungeduldigen Menschen nicht gerade leicht, die zarten Wirkungen von „VollwertHolz“ lange genug auf sich einwirken zu lassen. Häufig ist deren Erwartungshaltung hinsichtlich einer schnellen, beweisbaren Wirkung auch sehr ausgeprägt. Wenn es gelingt, solche Menschen trotzdem lange im Wirkungsfeld von „VollwertHolz“ schlafen zu lassen, dann ist zu gegebener Zeit plötzlich das Problem der Ungeduld aufgelöst, ohne dass sie es bemerkt haben.

Wer innerlich nicht mit sich im Reinen ist – was ja durch die falschen Schwingungsfelder intensiv entsteht – hat auch sehr geringe Chancen, mit einem Partner dauerhaft glücklich und zufrieden zu sein. Der Partner scheint für ihn dann häufig schuld an der Unstimmigkeit zu sein, obwohl er es neutral betrachtet tatsächlich nicht sein kann.

Neben Medikamenten wird diesen Menschen heute auch gerne ein Ausweg aus ihrer inneren Unstimmigkeit über äußerliche Aktivitäten wie Yoga, Meditation, Entspannung, Wellness, usw. empfohlen. Jedoch befinden sie sich aus Unwissenheit auch schon bei diesen Aktivitäten und danach wieder beim Schlafen in den gleichen unstimmigen feinstofflichen Schwingungsfeldern, die ursächlich die innere Unruhe hervorgebracht haben. Wer es nicht erkennt, kann aus diesem Teufelskreis fast nicht ausbrechen. Je mehr er sich bemüht, umso frustrierter wird er dabei, was wiederum entsprechende Folgen hat und das „Hamsterrad" am laufen hält.

Eigentlich ist vieles so einfach. Wir müssen nur unsere Intelligenz vereint mit unserem echten Gefühl (unser vordergründiges Gefühl ist manchmal zwar mächtig, aber entspricht nicht immer dem innerlichen Gefühl) richtig benutzen, und schon können wir viel Richtiges und Wahrhaftiges erkennen. Auf das Erkennen folgt dann auch die Handlung. Damit können wir Grundlagen schaffen, uns mutig, vertrauensvoll und freudvoll auf die Wirkungen einlassen zu können.

Wie hilft der Schlafplatz?

Es spricht doch alles nur dafür, sich während des Schlafens vor dem Schwingungsfeld der Industrie- und Unterweltmaterialien zu schützen und sich vertrauensvoll in eines mit Sonnenlichtwirkung und der Information des reifen heimischen Baumes zu begeben; sich so richtig darin einzulassen, mit der Einstellung und der Sicherheit: „Das ist das Beste und auch bewusstseinsmäßig Hochwertigste, was ich als Mensch in meiner derzeitigen Lebenssituation zu meinem ganzheitlichen Wohle machen kann".

Es soll und kann dann der reife Baum, der Baum des Lebens, der Baum der Erleuchtung, etc. in seiner Weise und auf seine Art nur wirken. Dies birgt die große Chance, dass sich die Unstimmigkeiten von Innen heraus auflösen. Und dann ist dies eine echte und dauerhafte Gesundung, wie ein Sechser im Lotto.

Sicherlich gibt es Situationen, bei denen eine medikamentöse Behandlung wichtig und sinnvoll ist. Jedoch sollten dadurch keine Abhängigkeiten geschaffen, sondern die tatsächlichen Ursachen auf Seelen- und Geistebene erkannt und beseitigt und die Voraussetzungen für ein möglichst baldiges medikamentenfreies Leben geschaffen werden. Dies hat selbstverständlich Gültigkeit für alle Krankheiten.

Unerfüllter Kinderwunsch

Abgesehen von pathologischen Ausnahmefällen gibt es in unserer heutigen Zeit immer mehr Menschen, die eine Familiengründung zurückstellen, um sich erst „wichtigeren“ Dingen zuzuwenden. Und wenn dann die 30 oder gar 35 Jahre überschritten sind, soll sich das Kind vorstellungsgerecht einfinden. In vielen Fällen verhält es sich dann aber nicht nach Plan, sondern es stellt sich der nun passende, angestrebte und jetzt auch immer stärker herbeigesehnte Kindersegen nicht wunschgemäß ein. Und je länger diese kinderausbleibende Situation anhält, umso zwanghafter wird der Wunsch. Es kommt zu Nervosität und Verkrampfung, was sich zusätzlich erschwerend auswirkt. Es ist heute bekannt, dass übermäßiger Stress die Fruchtbarkeit beider Geschlechter teils enorm reduziert.

Wie hilft der Schlafplatz?

Gerade für eine solche Lebenssituation ist ein NaturkraftSchlafplatz aus „VollwertHolz“ sehr segensvoll. Das ruhevolle, entstressende und lebenspositive Schwingungsfeld des alten heimischen Baumes überträgt sich durch die VollwertHolzBalken auf den schlafenden Menschen und kann die dazugehörigen innerlichen Entkrampfungen und Weichenstellungen bewirken. Für mich, der ich die Fähigkeit erhalten habe, mit meinen Organen als Lebensbegleiter zu kommunizieren, ist es gut verständlich, weshalb durch langjährige Verhütung in zunehmender Weise eine Nichterfüllung des Kindersegens entstehen kann. Kinder waren ja während der Verhütungszeit unpassend, also in der fruchtbarsten Zeit nicht erwünscht, was sich durch die zeitliche Länge als Botschaft in die feinstofflichen Ebenen, in die Organe, in die eigene Psyche und sogar auch in die Seelenbereiche des noch nicht empfangenen Kindes verbreitet und dort festgesetzt hat.

Nicht ganz unbeteiligt ist auch die Art und Weise, wie wir zu dem Vorgang des Kinderbekommens eingestellt sind. Wer denkt, er würde Kinder „machen“, irrt ganz gewaltig. Kinder werden nicht „gemacht“, sondern sie kommen als Seelenwesen zu uns. Es ist in vielen Fällen dann der richtige Weg, innerlich ein Stück weit vom hohen und alles-im-Griff-haben-wollenden Thron herabzusteigen, sich mit den inneren Regeln und Werten des Lebens zu befassen und sein Leben daran auszurichten. Damit können sich dann solche inneren Prozesse einstellen, die es ermöglichen, dass die zuvor ausgeladenen Kinderseelen doch noch kommen. Es hat sich mir bereits mehrmals freudvoll bestätigt, dass sich eine natürliche Prolebensschwingung am Schlafplatz schwangerschaftsförderlich auswirkt.

Der Vollständigkeit halber möchte ich kurz noch erwähnen, dass ausbleibender Kindersegen auch eine Folge von innerer Ablehnung der eigenen Eltern oder eines Elternteils sein kann. Dies ist ein zunehmend häufiges Thema, ausgelöst durch die vielen neuzeitlichen Trennungsproblematiken, denen die betroffenen Menschen im Kindesalter ausgeliefert waren, und durch die sie unschuldig auf eine Elternseite gezogen wurden, was meist eine Negativdarstellung oder ein Negativerlebnis des jeweils anderen Elternteils mit sich brachte.

Anders ausgedrückt: Der ein Elternteil ablehnende Mensch möchte sich oder seine/n Partner/in unbewusst nicht zu einem solchen von ihm gemiedenen Menschen in der entsprechenden Funktion (als Vater oder Mutter) machen, um sich ihm oder ihr gegenüber nicht mit dieser Thematik auseinandersetzen zu müssen. Auch hierbei kann ein NaturKraftSchlafplatz durch innerlich wirkende Prozesse die wichtige Fähigkeit und Bereitschaft fördern, sich auszusöhnen und dadurch die unbewusste Angst vor der gemeinsamen Elternschaft zu beseitigen.

Und ein NaturKraftSchlafplatz kann auch helfen, wenn sich der Kinderwunsch nicht einstellt, weil die selbstgesetzten Rahmenbedingungen der neuen Eltern für das Kind wegen zu starker Einengung nicht passend sind. Die innerlich entkrampfende und mutmachende NaturKraftSchwingung des alten heimischen Baumes wirkt in die Richtung, dass sich die engen Rahmenvorgaben immer mehr auflösen.

Beabsichtigte Kinderlosigkeit

Es stellt sich mir die Frage, wie es sein kann, dass Menschen das mitunter wichtigste natürliche Grundbedürfnis – nämlich die Arterhaltung – bewusst unbefriedigt lassen möchten. Wer für sich absichtlich Kinderlosigkeit wählt, handelt im Widerspruch zu seinen eigenen Lebensgrundlagen. Es gibt für die betroffenen Menschen immer eine enorme Fülle an Begründungen, die aber im Wesentlichen immer gegen den eigenen Lebensfaden gerichtet sind, weil dieser ja nicht mehr weitergehen darf. Ein sich bewusst für Kinderlosigkeit entscheidender Mensch ist somit bereits aus seiner innerlichen Menschenlebensverbundenheit und somit seiner Lebenswesensstimmigkeit geraten. Bei kritischer Analyse der Begründungen einer solchen Entscheidung lassen sich oftmals relativ schnell Unstimmigkeiten und Scheinrichtigkeiten erkennen.

Echte Lebenswichtigkeiten und Lebenswerte können eigentlich nur darauf gegründet sein, dass das Leben weitergeht, dass der Lebensfaden, der vom Beginn der Evolution bis zu jedem Menschen unterbrechungsfrei durchgeflossen ist, nicht willentlich unterbrochen wird. Das Erlebens- und Erkenntnispotential von Elternschaft und Großelternschaft beinhaltet eine völlig andere Dimension als das Erlebnis von materiellem Reichtum und gesellschaftlichem Erfolg. Es kann durch nichts kompensiert werden. Die erstrangige Aufgabe heutiger Erziehung und Jugendempfehlungen sollte deshalb nicht auf Ausbildung, Beruf und Karriere, sondern auf Beziehungsfähigkeit, Familiengründung und Weitergabe der Elternschaft ausgerichtet sein. Eltern, die ihren Kindern diese Hauptwerte nicht vermitteln, werden immer häufiger erleben, wie trostlos es im Alter ist, wenn die Familie durch Kinderlosigkeit keine Zukunft mehr hat und wie sehr dies die eigenen Kinder ab einem gewissen Alter traurig stimmt. Nicht Geld sichert nämlich den Fortbestand der Familie, sondern ausschließlich Kinder.

Eine Frau, die sich willentlich nicht zur Mutter verganzheitlichen möchten, verbleibt im unvollständigen „Fräuleinstatus". Für mich stellt sich dies dar wie eine nicht aufgeblühte Knospe, deren Schönheit als Blume nicht zur Geltung kommen kann. Sie lehnt Befruchtung ab. Ihrem Beckenraum wie auch ihrer Brust wird deren wunderbare Bestimmung vorenthalten. Sie bleibt dadurch in ihrer Basis unerfüllt. Es kommt häufig vor, dass sich dieses im fortgeschrittenen Lebensalter als Unstimmigkeit unterschiedlichster Art schmerzhaft bemerkbar macht.

Ein Mann, der nicht befruchten will, der sich seine Befruchtungsfähigkeit nicht beweist, bleibt energetisch ein Knabe. Der allerwichtigsten Mannesaufgabe, mit seinem Samen eine Frau zu befruchten, wird er nicht gerecht. Sofern er trotzdem mit einer fruchtbaren Frau zusammenlebt, und diese durch ihn direkt oder indirekt von anderen befruchtungsfähigen Männern ferngehalten wird, übernimmt er einen wesentlichen Teil der Verantwortung, dass diese womöglich lebenslang kinderlos bleibt. Dies gilt selbstverständlich auch anders herum. Wer somit, egal ob Mann oder Frau, in einer sexuell gelebten Beziehung auf seinen Partner dahingehend einwirkt, dass dieser kinderlos bleibt, verschuldet sich lebenslang. Dies wird in unserer westlichen Kultur heute leider so nicht mehr erkannt.

Mir persönlich war die Verantwortung, dass meine von mir innigst geliebte Frau ihr gesamtes Leben lang kinderlos bleibt, viel zu groß. Ich habe die Tragweite einer solchen Situation schon relativ früh erkannt, mit dem Resultat, dass sich durch mich meine wunderbare Ehefrau zur erfüllten Mutter, zur höchstwertigen Lebensdimension, entfalten konnte. Und heute erkenne ich dies als das Wertvollste an, wodurch sich mein so unermesslich großer Lebensreichtum in allen Dimensionen entwickeln konnte. Eine wunderschöne Befruchtung hat sich mir dadurch ergeben und ich befinde mich in einer völligen innerlichen Befreitheit: „Das Erstrangige, was ich im Leben zu tun hatte, habe ich getan. Nun kann ich mich innerlich erfüllt, völlig entspannt und ohne Erfolgsdruck bzw. noch-ein-Ziel-erreichen-Müssen ganz ungezwungen und frei auf das Älterwerden mit den dazugehörigen Themen einstellen“.

Wie hilft der Schlafplatz?

Die innere Lebensflussblockade oder das Lebensmisstrauen, welches die Menschen zu ihrem nicht-Kinderkriegen-Wollen oder zu ihrer Beziehungsunfähigkeit führt, ist meist gegründet in Ängsten, Programmen und Bewertungen. Hier kann ein NaturkraftSchlafplatz aus „VollwertHolz“ in einer solchen Weise wirken, dass sich die Ängste und Blockaden lösen, und sich dadurch der doch in den meisten Menschen innerlich vorhandene Fortpflanzungs-, Kinder- und Beziehungswunsch rührt und durchsetzt. Ich habe ganz aktuell (2009) erlebt, dass langjährig unverheiratete Menschen mit der festen Meinung, dass Heiraten nicht notwendig sei, kurze Zeit nach der Umgestaltung ihres Schlafplatzes in einen NaturkraftSchlafplatz den Wunsch zur Hochzeit bekamen, und zwischenzeitlich voller Freude ihr Kind empfingen, welches sich schnell angemeldet hatte. So segensvoll und heilsam wirkt am Schlafplatz die lebenspositive Lichtkraft des alten Fichtenbaumes durch „VollwertHolz“.

Kinderkrankheiten, Erkältungen, ...

Die typischen, sogenannten Kinderkrankheiten und Erkältungen haben für mich einen einen gesundheitsstärkenden Zweck. In meinen Augen erfüllen sie die wichtige Aufgabe, unser Immunsystem aufzubauen und in Bereitschaft zu halten. Wenn wir es zulassen, dass wir uns selbstbewusst mit Vertrauen auf unsere eigene Abwehrkräften diesen Krankheiten stellen, erleben wir ein aus eigener Kraft heraus resultierendes Wiedergesundwerden, was zur Erhöhung des inneren Vertrauens auf die eigenen Gesundungskräfte, wie auch des Selbstvertrauens, der Selbstsicherheit und des Selbstwertgefühls enorm beiträgt. Gerade für Kinder gehört dies zu den ersten eigenen Erfolgserlebnissen, bei denen erfolgreich mit eigener innerer Kraft und Veranlagung äußeren Gefahren und Erschwernissen getrotzt werden kann und man im Sinne der Vorsehung immer als Sieger hervorgeht.

Auf Basis einer solchen Sichtweise ist es eigentlich sehr bedenklich, und wir tun ihnen überhaupt keinen Gefallen, wenn wir unseren Kindern durch unnötige Impfungen (mit ihren oft viel zu sehr verharmlosten Gefahren) diese so lebenswertvollen und selbstwert stärkenden Erfahrungen vorenthalten, die ja vom System her für sie vorgesehen sind. Wir tun ihnen und uns dadurch keinen Gefallen, sondern nur der Pharma- und „Krankheitsindustrie“, die sowohl am Impfen, und obendrein an dessen Folgeschäden verdienen. In vielen Fällen sind die heutigen Eltern bereits innerlich vertrauens- und selbstbewusstseinsgeschädigt durch ihre eigenen Impfungen, wobei diese früher ja noch nicht einmal so umfangreich waren, wie dies heute immer mehr unmerklich zur Normalität wird. Hinsichtlich der Gefahr von Schockzuständen im Gehirn und Immunsystem sehe ich Schluckimpfungen als nicht so bedenklich wie die direkt in das Blut eingeimpften Wirkstoffe, von denen der Körper ja nicht weiß, dass sie deaktiviert sind.

Ebenso ist für mich wichtig, nicht zu früh, wenn z. B. das Kind noch sehr jung ist, zu impfen, wenn dies zur

Beruhigung der Eltern sein muss. Beunruhigte und unsichere Eltern haben nämlich auch keine gesundheitsförderliche und vertrauensaufbauende Wirkung auf das Kind und die Paarbeziehung. Deshalb ist es schon manchmal besser, als das kleinere Übel bzw. Gefahr, einer z. B. 3-fach Impfung möglichst spät als Kompromiss zuzustimmen. Das Wohl und die Harmonie der Lebenspartnerschaft der Eltern hat immer höchste Priorität. Sie ist ein solcher Kraftquell fürs Kind, welcher durch nichts anderes ersetzt werden kann. Sollten sich Eltern jedoch aus irgendwelchen Gründen trennen, ist es die dringendste Aufgabe für diese, sich weiterhin freundschaftlich und wertschätzend zu begleiten und dem Kind nur Anerkennendes und Positives über den anderen Elternteil zu vermitteln. Innerlich muss man aber auch genauso eingestellt sein, weil es sonst nur Schau und Schein ist, und diese Unwahrhaftigkeit vom innerlichen Wesen des Kindes wahrgenommen wird.

Um die tatsächlich richtigen Entscheidungen zum Umgang mit Kinderkrankheiten besser fällen zu können, ist es natürlich sehr wichtig, sich selbst im inneren Gleichgewicht zu befinden. Wer inneres Lebensvertrauen und auch sogenanntes Gottvertrauen besitzt, kann Zuversicht und Sicherheit ausstrahlen, und somit das Kind kraftvoll und beispielhaft begleiten. Er wird dabei nicht wegen jeder kleinen Krankheit verzweifelt, hilflos und ängstlich den Arzt konsultieren. Er wird erstrangig auf die Selbstheilungskräfte des Kindes vertrauen und mit Ruhe und wichtiger Zuversicht seinem Kind beistehen, dem Arzt kritisch als Ratgeber begegnen, ihn aber nicht als Heiler oder Gesundmacher betrachten.

Wie hilft der Schlafplatz?

Wenn nun der Schlafplatz der Eltern unbelastet ist und das natürliche Schwingungsfeld des alten heimischen Fichtenbaumes hat, stellt sich von ganz alleine, ohne weiteres Zutun, mit der Zeit eine solche innere Stärke und Vertrauenskraft ein. Und dass für das Kind die unbelastete Schwingung vollwertigen Holzes während des Schlafens sowohl für die Lebensentwicklung wie auch für den erfolgreichen Umgang mit Krankheiten äußerst positiv ist, wurde ebenso zuvor erklärt.

Krebs, Organkrankheiten, Verdauungsprobleme

Die intensiven und lebensbedrohlichen körperlichen Krankheiten (vor Erreichen eines uns zustehenden und stimmigen Lebensalters) sehe ich als Impulse an, als Informationen aus unseren innersten geistigen Dimensionen, dass wir den Lebensalltag intensiv verändern, dass wir die Weichen völlig anders stellen müssen.

Solche Krankheiten ordne ich nicht dem natürlichen Aufbau und Funktionserhalt des Immunsystems und des Selbstvertrauens zu. Wenn sich diese zeigen, sind umgehend das Leben, vor allem die Lebenseinstellung und die Lebenswerte zu verändern. Der Mensch wird damit konfrontiert, dass er ernsthaft krank ist, was sich durch seinen Körper zeigt. Seine unsterblichen, feinstofflichen Ebenen möchten ein Erdenleben in der bisherigen Weise nicht mehr fortführen. Es besteht aber noch die Möglichkeit, in geänderter Art und Weise weiterzuleben, ansonsten hätte möglicherweise ein Herzstillstand oder Ähnliches direkt zum Tode geführt. Es ist sozusagen noch nicht die Entscheidung unwiderruflich gefallen, sondern ein ernstzunehmender „Schuss vor den Bug“ gesetzt, der dem Erkrankten die Chance ermöglicht, Gewohnheiten und Werte zu überdenken.

Der Mensch kommt jetzt in die Zwangslage der Entscheidung, sich innerlich bewusster zu werden oder zu sterben. Er muss sich verabschieden: entweder von seiner bisherigen innerlichen und dadurch auch äußeren Lebensausrichtung oder von seiner weltlichen Existenz. Der nun beginnende und notwendige Existenzkampf kann sehr unterschiedlich aussehen. In der Regel begeben sich die betroffenen Menschen in die Hände von Ärzten, damit diese gemäß ihrer Versprechungen und in-Aussicht-Stellungen durch Operationen oder Medikamente die körperliche Gesundheit wiederherstellen, damit der Patient danach sein gewohntes Leben anstelle eines durch die Krankheit geforderten veränderten Lebens möglichst wieder weiterführen kann. Leider ist unsere allgemeine Medizin fast ausschließlich in diese Richtung aufgebaut. Die Krankheit wird dabei als etwas von außen Kommendes und zu Bekämpfendes angesehen. Bei konsequenter analytischer Betrachtung bedeutet dies indirekt eine sehr große Entwürdigung und Erniedrigung des Menschen, ohne dass dieses so direkt erscheint.

Wer sich als Mensch als „die Krönung der Schöpfung“ oder als „Bildnis Gottes“ weiß und betrachtet, der weiß von seiner Entwicklungshöhe, von seiner völligen Vollkommenheit, von seiner ganzheitlichen Größe, von seiner Perfektheit, von seinen geistdimensionalen Ebenen. Er fühlt und weiß sich nicht als unterwertig oder hilflos einem willkürlichen Schicksal ausgesetzt. Für ihn hat alles, was ihn betrifft, einen tieferen und ihm wohlwollenden Sinn.

Ein solcher Mensch hat keine Angst vor Bakterien, Viren oder sonstigen äußeren sogenannten Krankheitserregern, da er sich bewusst oder auch unbewusst entwicklungsgeschichtlich und evolutionär „höher und weiter“ entwickelt weiß und fühlt. Nur ein Mensch, der nicht in sich ruht und steht, der seine eigene Perfektheit nicht erkennen, wahr- und annehmen kann, hat existenzielle Angst vor solchen Äußerlichkeiten.

Damit sich die heutige Gesellschaft mit ihren Ängsten und Scheinwichtigkeiten so entwickeln und auch so für gewisse Zeit bestehen kann, muss zuerst der Mensch erniedrigt sein und von seiner eigenen individuellen Perfektheit und Göttlichkeit nichts mehr wissen bzw. davon entfernt sein. Das große Geschenk des Menschseins und jedes einzelnen Menschen, die Bewusstseinsfähigkeit, ist dabei fehlgelenkt und einseitig in die materielle Dimension ausgerichtet worden.

Auf dieser Basis kann sich auch eine Medizin so einseitig in die ausschließlich materielle Betrachtungsebene hinein entwickeln. Je mehr nun z. B. Krebs oder Organerkrankungen dergestalt beurteilt und behandelt wird, als würde die Ursache der Entstehung nicht in der inneren Lebenseinstellung und der damit verbundenen Denkweise des einzelnen Menschen liegen, als könne der betroffene Mensch zu deren Entstehung und dadurch nämlich auch zu deren Beseitigung keinen persönlichen Einfluss nehmen, umso mehr wird tatsächlich der Mensch seiner inneren Größe und Vollkommenheit beraubt und erniedrigt. Es wird ihm seine Eigengesundheitskraft weggenommen. Er wird zum hilfesuchenden und fremdbestimmbaren Arbeiter und Konsumenten degradiert. Ihm wird damit nicht Freiheit und Eigenständigkeit anerzogen, sondern Angst, Abhängigkeit und Funktionieren.

Die erkennbaren Heilungserfolge basieren tatsächlich jedoch nur indirekt auf den durchgeführten Behandlungen. Bei jeder Operation z. B. entzieht sich nämlich der Mensch seinen bisherigen Lebensgewohnheiten und eingeschliffenen Alltagswichtigkeiten bzw. üblichen Denkweisen. Es ist heute ja legitim und häufig auch die einzige Möglichkeit, sich durch schwere Krankheit oder gar durch Operation wenigstens für eine gewisse

Zeit völlig aus dem normalen Leben zurückzuziehen. Aus meiner Sicht entstehen die Heilungen durch die behandlungsbedingten grundlegenden Veränderungen, sowohl im Denken, als auch im Handeln und in den Lebenswichtigkeiten, und nicht durch das Aufschneiden und Entfernen von Körperteilen.

Heilung erfolgt immer durch den Menschen selbst – durch seine durchlebte und lebensrealisierte innerliche Veränderung.

Die scheinbar notwendigen Operationen, Medikamente und Behandlungen haben nach meiner Erkenntnis ihren großen Nutzen und ihre Wichtigkeit darin, den Menschen gezwungenermaßen überhaupt erst in die heilungsnotwendige, lebensverändernde und dadurch auch lebensverlängernde Situation zu bringen, aus der heraus er die für sich nun lebensrettenden Veränderungsentscheidungen für sein Weiterleben treffen kann. Damit er dort hinkommen kann, benötigt er sowohl eigenes, tiefes Vertrauen in die Gesundung als auch, unterstützend, das der Lebensbegleiter, der Ärzte, Schwestern, etc., was durch Operation und Behandlung aufgebaut wird.

Mir ist es wichtig, dass meine Aussagen nicht so verstanden werden, als ob wir heute auf Operationen völlig verzichten sollten. Unsere Gesellschaft ist bewusstseinsmäßig noch nicht darauf eingestellt. Und ein Leben in der Gesellschaft entgegen der gesellschaftlichen Grundlagen ist sehr isolierend, anstrengend und kann nicht in jedem Fall gesund sein. Jede Situation muss unvoreingenommen und möglichst prinzipienfrei so entschieden werden, wie es die eigenen inneren Überzeugung des Betroffenen unter Berücksichtigung der Sichtweisen seiner engsten Familienmitglieder, wie Ehepartner und Kinder, sowie der Empfehlungen von Ärzten oder Heilern, entspricht. Sie sollte dann von allen Involvierten als richtig akzeptiert und vorwurfsfrei völlig unterstützt werden, damit sich auf dem entschiedenen Weg gute Heilung einstellt.

Es tut gut, sich klarzumachen, dass es keinen Beweis gibt und auch niemals einen geben wird, dass ein Mensch ohne die Operation bzw. ohne die Medikamente bei ansonsten gleicher Lebens- bzw. Alltagsveränderung nicht gesund geworden wäre. Dies gilt natürlich auch andersherum. Das Sterben eines Menschen kann für mich, der ich von der Existenz der Seelendimension überzeugt bin, niemals von einer durchgeführten oder nicht durchgeführten Operation oder Behandlung abhängen. Das würde ja sonst bedeuten, dass nicht meine inneren Ebenen über mein Leben entscheiden würden, sondern von mir unbeeinflussbare äußerliche Begebenheiten.

Dann wäre es aber auch nicht mein Leben, das ich leben würde. Ich wäre dann nicht die „Krönung der Schöpfung". Unsere Gewohnheit der Schuldzuweisung und unsere darauf gründende Rechtsprechung in diesem Bereich ist deshalb auch völlig falsch ausgerichtet, weil sie ja bekanntlich die Schuld im Äußeren, im Gegenüber, im „Fehlverhalten“ anderer Menschen sucht. Die verblüffenden Ergebnisse mit Placebo-Medikamenten und Placebo-Operationen müssten uns doch langsam so manches überdenken lassen.

Bei konsequenter Weiterbetrachtung einer solchen Lebenseinstellung kann es tatsächlich auch keine unheilbaren Krankheiten geben. Das, was heute so bezeichnet wird, sind eigentlich körperliche Erscheinungen, die der genormten Vorstellung und unserem Wunsch von einem gesunden Menschen nicht entsprechen, und für die wir noch keine allgemeingültige, wissenschaftlich anerkannte, schulmedizinische Lösung wissen. Eine Einnormung des Menschen ist aus Sicht der Schulmedizin nicht mehr möglich – deshalb der Patient „unheilbar krank“.

Da aber selbstbewusste, eigenverantwortliche und somit innerlich gesunde und freie Menschen nicht so geformt und benutzt werden können, wie es Industrie-, Wirtschafts- und Kapitalgeist gerne hätten, besteht derzeit auch kein großes Interesse dieser Lobby, etwas am jetzigen System zu verändern. Nur durch die festsitzenden Muster einer so ausgerichteten Gesellschaftsordnung entstehen in den Köpfen – sie werden dort auch geboren – die Vorstellungen, Behauptungen und daraus resultierenden Überzeugungen unheilbarer Krankheiten. Und die „gut funktionierenden“ und „normalen“ (genormten) Menschen glauben es. Es kann leicht festgestellt werden, dass die Entwicklung dazu geführt hat, dass wir für das in diesen Situationen Gesundungswertvollste, „Hoffnung und Vertrauen auf ein Wunder“, zumindest die Möglichkeit dessen, völlig verloren haben.

Wie hilft der Schlafplatz?

Wer diese Zusammenhänge verstanden hat, kann nun auch verstehen, inwiefern das Einbringen vollwertiger Holzbalken an den Schlafplatz so sehr heilsam auch bei solchen Krankheiten wirken kann. Da jeder Gesundungsverlauf von der inneren Lebenseinstellung und Lebensstimmigkeit des Menschen abhängt, ist es gerade bei Belastungen und Unstimmigkeiten äußerst wichtig, den Schlafplatz in ein Informationsfeld des alten heimischen Baumes zu verwandeln. Seine geistigen Schwingungen übermittelt gerade das, an was es innerlich mangelt, nämlich Lebensstimmigkeit und Lebenswohlgefühl, und dies ganz ohne Druck, also nicht in Form von Aufforderungen, die ein „Du musst“ beinhalten.

Am NaturKraftSchlafplatz schwingt nur durch: „Du bist so wie Du bist, nicht mehr und nicht weniger, und das ist gut so.“, „Es ist, wie es ist.“ „Lass Dich einfach ein“, „Du musst nicht irgend etwas werden, sondern Du bist schon alles.“

In einem solchen wertneutralen pro-lebens-ausgerichteten Schwingungsfeld, in dem solche Inhalte übertragen werden, wird automatisch mit der Zeit eine innerliche Veränderung stattfinden, die dann bewirkt, dass dem Leben und der Welt mit anderen Augen und anderen Wichtigkeiten begegnet wird. Die innere Stimmigkeit und in sich ruhende starke Ich-Bin-Präsenz, verbunden mit der Aufrichtigkeit des alten Baumes, führt automatisch zu bewusstseinserweiterndem Wachstum des Menschen, wodurch er seiner inneren Veranlagung gerecht wird. Er kann dann in anderer Weise seiner Krankheit, die eigentlich tatsächlich nur eine ungewünschte, weil unangenehme und schmerzvolle, Art von Gesundheit ist, begegnen, und einen anderen Bezug zu ihr erhalten, wodurch sich dann vieles im Leben verändert.

Da, wie zuvor beschrieben, die heutigen Schlafplätze im Normalfall aus ihren Wänden, Decken und Böden heraus über deren geistelementaren Schwingungen dieselben Wichtigkeiten, Werte und Zwänge vermitteln, wie uns diese im Alltag begegnen, nämlich Leistung, Geld, und Wirtschaftlichkeit, ist es nicht nur eine Wohltat, sondern für ein erfüllendes, freudvolles und gesundes Leben auch notwendig, dass wir diese Schlafplätze in ein natürliches Schwingungsfeld umgestalten. Und zwar in das kraft- und energievollste, das uns die Natur in den reifen Bäumen zur Verfügung stellt. Etwas Besseres zum Ausgleich des kapitalgeistdomierten Alltages kann es außer dem direkten Schlafen im Wald nicht geben.

Es klingt zwar ungewöhnlich, dass eine VollHolzBalkenfläche zwischen Kopf bzw. Körper und Wand und zwischen Körper und Boden die Auflösung und Minderung schwerster Krankheiten bewirken kann, aber es ist so, weil sie in der Seelenebene wirken, also dort, wo die tatsächliche Steuerzentrale für das körperliche Schiff ist. Und von dort heraus können die größten Wunder geschehen.

Ab der Erkenntnis der Grundlagen unseres Lebens und Zusammenhänge aller Existenz kann es sich nicht mehr anders verhalten. Und schädliche Nebeneffekte, also lebensnachteilige Nebenwirkungen zu geistiger Aufrichtung, Lebensharmonisierung und Bewusstseinserweiterung kann es niemals geben. Sie sind völlig ausgeschlossen. Die naturvollwertigen Balken können immer nur aufrichtend (Thema Auferstehung), gesundend und dauerhaft lebenserleichternd wirken. Eine Entwicklung, die jedes Menschenleben zumindest innerlich anstrebt. Mir erscheint deshalb die Vollwert-HolzEnergie als ganz großer Segen für die Menschen eines modernen Lebens.

Angst vor dem Sterben

Ein in sich ruhender Mensch geht mit innerer Gelassenheit, Dankbarkeit und offenem Interesse seinem Alter und dem dazugehörigen Sterben entgegen. Dass zu diesem Prozess auch körperliche Veränderungen gehören, ist eigentlich nicht besonders erwähnenswert. Jedoch verhalten sich viele Menschen aus übergeordneter Sicht betrachtet unverständlich, sobald ihre Zeit zum Sterben gekommen ist, und sie demzufolge reif zur Geburt in das Jenseitige wären. Auch die Angehörigen und Begleiter (wie auch unsere gesamte Gesellschaft) können heute häufig damit nicht gelöst umgehen. Je tiefer ein Mensch jedoch in einer geistigen und spirituellen Heimat mit den dazugehörigen Werten und Regeln gegründet ist und sich diese Welten eröffnet hat, umso weniger wird ihm sein Sterben ein Schrecken oder Problem darstellen.

Mir geht es so, dass ich mit Interesse mein Leben und die Veränderung meiner körperlichen Zustände begleite und beobachte. Ich habe mich – vielleicht wegen meiner intensiven spirituellen Eigenerfahrungen – völlig davon entfernt, gegen meine Natur anzuwirken. So wie sich Veränderungen in meinem Körper einstellen, passe ich meinen Lebensalltag daran an. Obwohl ich das Am-Leben-Sein in großer Dankbarkeit sehr verehre und es auch als enormes Wunder und Glück empfinde, als Mensch dabei sein zu dürfen, weiß ich von der zeitlichen Begrenztheit aller in Erscheinung getretenen Dinge. Aber ich weiß parallel dazu auch von der Zeit-Raum-Losigkeit der Ebenen, aus welchen sich die Erscheinungen manifestieren. Und somit manifestiert sich auch mein Erscheinendes aus meiner Zeit-Raum-Losigkeit, was mir innerlich eine sehr angenehme Selbstsicherheit, Beruhigung und Ausgeglichenheit verschafft hat. Das bedeutet im Eigentlichen, dass ich mich ganz vertrauensvoll auf meine inneren, lebensgestaltenden Impulse einlasse und auf die daraus resultierenden Lebenserscheinungen sehr achte, die sich manchmal auch als sogenannte Krankheit zeigen. Daraus entwickeln sich Erkenntnisse, die zu Veränderungen im bisherigen Leben führen.

All diesem begegne ich mit offenem Interesse und ohne Angst und großer Sorge vor Veränderung. Es ist für mich irgendwie „spannend“ zu beobachten, was alles in meinem Leben auf mich zukommt, mit was ich konfrontiert werde, und wie ich darauf reagiere. Ich weiß, dass alles ein Erlebnispotential – egal ob wünschenswert oder nicht – in sich birgt, und je weniger ich mich festlege, ob ich das Eine oder das Andere jemals erleben möchte, umso offener und sorgenloser kann ich dem Verlauf meiner irdischen Existenz und Zukunft begegnen.

Meine innere Sicherheit über diese Zusammenhänge empfinde ich als ein besonders wertvolles Geschenk. Den uneingeschränkten Beweis dafür erhalte ich permanent durch mein Leben, das mir Wahrheit und Bestätigung dafür ist. Bei jedem meiner teils auch sehr schmerzhaften Schicksalsereignissen konnte ich nach kurzer oder auch langer Zeit feststellen, wie sich daraus etwas für mich sehr Wertvolles entwickelt hat; wie ich durch die sich eingestellten Veränderungen innerlich bereichert wurde. Mir wurde auch das Geschenk zuteil, in einem intensiven spirituellen Ereignis ein mich sehr befreiendes und prägendes Erlebnis zu erfahren: Ich erlebte, spürte und fühlte mich im Rahmen einer geistigen Universal-Schöpfungsschau altwerden und sterben und empfing dabei das Aha-Erlebnis: „Ich muss ja nicht sterben – Ich darf ja sterben“. Tatsächlich ist Altwerden und Sterben ein Dürfen und kein Müssen, was bei einem Menschen wie mir, der davon überzeugt ist, vieles im Leben anders sein lässt.

Wie hilft der Schlafplatz?

Und wenn sich dies bei mir so verhält, dann gibt mir das die Sicherheit zu behaupten, dass es sich auch genauso bei jedem anderen Menschen verhält. Es kann nämlich keine wesentlichen Unterschiede innerhalb eines Systems, eines Universums geben. Der Unterschied liegt alleine darin, mit welcher Offenheit, mit welcher Neutralität, mit welchem Gesamtblick, von welcher Wahrnehmungsebene aus der einzelne Mensch sich und seinen Lebensweg betrachtet. Das Schöne dabei ist, dass wir selbst auch dieses zumindest dem Anschein nach frei wählen dürfen.

Gerade diese Offenheit, die Gesamtsicht, die Eigen-Neutralität, welche uns die Angst vor dem Sterben nimmt bzw. auflöst, kann uns vom alten heimischen Baum übermittelt werden. Er ist das kraftvollste Wesenhafte, welches aufgerichtet-über-die-Materie-Hinauswachsen verkörpert. Wenn wir uns während des Schlafens in einem solchen Schwingungsfeld befinden, übertragen sich die Inhalte auf uns mit dem Ergebnis der Stärkung bzw. Einstellung von innerem Gleichgewicht und Lebensdankbarkeit. Und wer für sein Leben, so wie es verlaufen ist, innerlich dankbar sein kann, bei dem verliert Sterben und Tod seinen Stachel bzw. seine Problematik. Er kann natürlich einen gewissen Respekt vor dem haben, was nun an Neuem und Unbekanntem auf ihn zukommt. Dies gehört aber zu allen großen Schritten. Es ist dann das Lampenfieber vor dem nächsten großen „Auftritt“, wobei wir in Einem völlig sicher sein können: Jeder Mensch hat es seither geschafft und wird es auch zukünftig schaffen, also auch ich. Ein wenig Mut und Selbstvertrauen, wie auch ein offenes sich dazu-Hinwenden ist sicherlich hilfreich. Die dafür wohltuende innere Neutralität und Ruhe kann uns so wunderschön von den alten Bäumen über deren Holz gerade während des Schlafens und ganz ohne ein weiteres Zutun-müssen vermittelt werden.

Demenz, Alzheimer

Die Zunahme solcher Alterserscheinungen ist für mich ein typisches Zeichen der Lebens-Auswirkungen unserer heutigen, modernen und naturentfremdeten Gesellschaft. Es fällt mir leicht, mich in die Lebenssituation der modernen Menschen derart einzufühlen, um ein Gespür zu erhalten, warum solche Erscheinungen, wie sie u. a. bei Demenz und Alzheimer zutage treten, immer mehr zunehmen. Dies hat sicher mit dem Alter in Verbindung mit dem Alltag der heutigen Zeit zu tun. Wenn wir uns nun vergegenwärtigen, durch welche Werte und Wichtigkeiten der heutige Lebensalltag geprägt ist, dann können wir uns dem Verständnis für das Auftreten solcher Krankheiten nähern. Der Mensch heute ist tagsüber so sehr mit dem Einströmen von natur- und lebensfremdartigen wie auch unechten, also Schein-Informationen konfrontiert, dass sich ab einem gewissen Moment das gesamte System verschließt und nichts mehr rein bzw. auch raus kommt. Der Mensch will dann nichts Äußeres mehr aufnehmen und zieht sich in eine eigene Welt zurück, die nichts mehr mit den gesellschaftlichen Werten zu tun hat. Eine Überforderung hat stattgefunden. Er hat genug von der äußeren Unstimmigkeit und Belastung. Er will aber noch nicht aus der Welt scheiden, sondern vor dem Wechsel ins Jenseitige noch innere Prozesse durchleben.

Dass es überhaupt so weit kommen konnte, ist immer von jedem Menschen selbst zu vertreten. Beispielsweise haben sich entweder zu lange Sorgenpotentiale oder Scheinwichtigkeiten als Lebensgestaltungswerte eingenistet, oder es wurde unser Erkenntnis- und Bewusstseinsorgan zu lange und zu intensiv mit Unechtem, Lebensunwahrheiten, nicht gelebtem Leben oder Scheinwahrheiten belastet.

Es ist den wenigsten Menschen bewusst, dass wir heute die meiste Zeit mit Schein und Unechtem konfrontiert werden, und dass unser Alltagsleben zwischenzeitlich völlig darauf ausgerichtet ist und es als normal erscheint. Z. B. ist Fernsehen, Radio, Musik aus Tonträgern, usw. völlig fremdartig und unstimmig zu unseren innerlichen intuitiven Wesenserfahrungen. Solches kann auf unser Gehirn-, Denk-, Geist- und Bewusstseinssystem auch sehr verwirrend wirken.

Von Natur aus sind wir es z. B. gewohnt, das heißt, es ist uns „einverleibt", dass sich hinter dem, was unsere

Sinne wahrnehmen, noch viel mehr verbirgt. Dass z. B. zu einem Gespräch auch der Mensch mit seiner Ausstrahlung, seiner Mimik, seiner Mundbewegung, seiner Aura, usw. dazugehört. Die Mundbewegungen stimmen genau mit der Mimik überein, die Sprache genau mit dem Charakter des Menschen und seinen Bewegungen. Es fließt noch viel mehr zum Zuhörer als nur der Schall. Obwohl sich vieles davon in den Ebenen von Feinstofflichkeit und Unbewusstheit befindet, ist es wichtiger Bestandteil davon und gehört wie die für die oberflächliche Betrachtung verborgene Wurzel eines jeden Baumes als Grundlage dazu.

Das Echte vermittelt dem Zuhörer viel mehr als nur dessen Bild – nämlich ein ganzheitliches Spektrum. Nicht nur als Kind wird dieses Zusammenspiel zwischen Worten, Gefühlen und Körpergesten erlernt, sondern die elementaren Grundlagen sind in unseren inneren Ebenen, in unseren Genen, im Bereich von Intuition und Instinkt, etc. verankert.

In den meisten Filmen beispielsweise sind nun die Personen nicht die tatsächlich Sprechenden, oder es werden durch Sprachübersetzungen andere Wörter zu den Mundbewegungen und Mimiken eingesetzt. Oberflächlich meinen wir, dass uns diese Unstimmigkeiten und Unechtheiten nicht belasten, aber in unseren tiefen Ebenen wird dies als völlig diffus, verwirrend und unwahrhaftig erkannt. Das gesamte System wird beunruhigt, weil der bisherige, in Millionen von Jahren evolutionär zusammengetragene Erfahrungsschatz, welcher z. B. in jeder Zelle und in jedem menschlichen Gen abgespeichert ist, nichts derartiges jemals erlebt hat. Je länger und je intensiver wir uns nun mit solchen Schein-Eindrücken konfrontieren, umso mehr wird unser inneres System überlastet. Das gesamte verinnerlichte Lebenswissen stimmt nicht mehr und gerät aus den Fugen. Es gilt sozusagen: „Auf nichts ist mehr Verlass“.

Dieses Thema ist so weitgreifend, dass wir es sehr ernsthaft betrachten sollten. Kein Lebewesen ist z. B. ohne zugehörige Information, Schwingung, Aura oder ohne Photonenabstrahlungen. Je nach Art und Lebensenergie hat es seine dazugehörige feinstoffliche Ausstrahlungen, die jedoch mit technischen Geräten, da diese ja nicht lebendig sind, nicht aufgenommen und übertragen werden können. Beim Fernsehen bzw. bei einem Film sehen wir mit unseren Augen bzw. hören wir mit unseren Ohren zwar Menschen und andere Lebewesen, aber alle ohne die zugehörig feinstofflichen Ausstrahlungen. Die angesprochenen Sinne vermitteln ihre echte Botschaft ans Gehirn und ins Unterbewusste, aber die evolutionär normalerweise dazugehörigen subtilen, unsichtbaren und unhörbaren Nebeninformationen, die eigentlich zwingend zum Ganzen gehören, fehlen. Unser Informationsverarbeitungssystem erfasst dies als nicht vertrauenswürdige Fremdartigkeit, vielleicht sogar als Sinnestäuschung, was es ja wirklich ist. Ganzheitlich betrachtet ist also das Erlebte unvollständig und daher in sich nicht stimmig.

Und da der heutige Alltag nicht nur voll von solchen unstimmigen Sinnes- und Bewusstseinstäuschungen ist (telefonieren, fernsehen, Musikaufnahmen hören, Filme sehen, usw.), sondern die Menschen dabei auch noch in Materialien leben mit völlig naturfremdartigen und lebensabstoßenden geistelementaren Schwingungen und Informationsinhalten, ist es kein Wunder, wenn ab einer gewissen Menge und Zeit das Maß für unser Informationsverarbeitungssystem voll ist und es sich zurückzieht.

Wie hilft der Schlafplatz?

Gerade nun im Alter, wo viele, oftmals als Belastungen wirkende Erlebnisse und Eindrücke angesammelt sind, ist ein wesensstimmiger Rückzugsort zum Loslassen und Schlafen in einem lebensstimmigen und lebensvertrauensvollen, feinstofflichen Schwingungsfeld ganz besonders wichtig. Wenn sich die Seele und das gesamte bewusste und unbewusste, grobstoffliche und feinstoffliche Lebenssystem des Menschen zumindest während der Zeit des Schlafens entspannen und wohlfühlen kann, dann können sich Geist und Seele, Bewustseins- und UnterbewustseinsWesenhaftes derart entlasten und beruhigen, dass ein Zusammenbruch des Systems unwahrscheinlicher wird.

Ja, es werden sogar neue Werte und Stimmigkeiten vermittelt, die gerade noch für das Alter neue Chancen und Einsichtmöglichkeiten, sogar ein Umschwenken der Wertigkeiten und eine von innen heraus wirkende und sich entwickelnde Lebensfreude und Lebensdankbarkeit entstehen lassen. Eigentlich wartet unser Menschsein gerade im Alter darauf, in eine solche Entwicklung einzuschwenken. Spätestens im Alter kann sich dann eine neue Weltsicht im Menschen einstellen, eine Erweiterung, die gerade für ihn dann der größte Reichtum und das schönste Geschenk ist, das ihm gegeben werden kann.

Nach dieser Sichtweise könnten wir einem dementen Menschen keinen größeren Gefallen tun, als ihm sein Umfeld und vor allem seinen Schlafplatz zu einem lebensharmonischen feinstofflichen Schwingungsfeld zu machen. Dies wäre selbstverständlich vorher noch viel besser, da dann das Auftreten von Demenz für den Seelenweg nicht mehr so erforderlich ist.

Vorsorge, Gesundheits-Zweifel

Angst vor Krankheit zu haben, ist bereits der Beginn, krank zu sein. Dadurch kommt überhaupt das Wesen der Krankheit in den Kopf und in das Leben des Menschen. Krankheit existiert sowieso nur durch die Beschäftigung und Auseinandersetzung damit. Je selbstverständlicher und unzweifelhafter Gesundheit ist, umso mehr löst sich Krankheit auf und verschwindet aus den Köpfen der Menschen, denn was nicht in der inneren Überzeugung verankert ist, kann sich nicht manifestieren – sowohl Positives als auch Negatives.

Gesundheit ist doch eine Existenzgefahr für machtvolle Interessensgruppen wie z. B. unsere so überdimensional alles beherrschende Krankheitsindustrie. Wie bereits erwähnt, existiert für mich nur Gesundheit. Das, was heute als Krankheit bezeichnet wird, stellt meines Erachtens von der Seelenebene ausgehende gutgemeinte Impulse dar, die erkennbar körperlich erscheinen, um uns zu veranlassen, die Richtung des eingeschlagenen Lebensweges mehr oder weniger intensiv zu verändern.

Gesundes Leben beschäftigt sich nicht mit Krankheit. Das bedeutet im Umkehrschluss, dass, wenn wir Menschen suggerieren, sie könnten evtl. auch krank sein, wir ihnen die Gesundheit schwächen und auch nehmen.

Da unsere Gesellschaft so sehr von der Krankheitsindustrie beherrscht ist, muss davon ausgegangen werden, dass politische Gesetze und Empfehlungen eher in Richtung krankheitserhaltend und auch -erzeugend wirken, als entgegengesetzt. Dies geschieht jedoch nicht direkt und erkennbar, sondern indirekt und versteckt, oft auch unbewusst und mit ehrlicher krankheitsbeseitigender Absicht. Jedoch ist der Effekt derselbe.

Die Menschen wenden sich der Krankheit zu und werden dadurch zu Kunden und Verbrauchern des Werbeproduktes Gesundheit und damit auch indirekt Krankheit. Gesundheit kann nur dann wirkungsvoll propagiert werden, wenn zuvor ein Mangel daran geschaffen wird. Ist der Mensch gesund, muss er diesbezüglich durch Erzeugung von Zweifeln verunsichert werden. So warnt uns die Industrie vor „Gefahren“, die uns im Grunde eigentlich nicht drohen, solange wir uns nicht intensiv damit auseinandersetzen. Das tut sie so intensiv, dass sich irgendwann Angst und Sorge in uns einstellt, und wir immer überzeugter werden. ohne ein spezielles Produkt oder eine gewisse Verhaltensweise krank zu werden. Dies ist zwischenzeitlich zu einem Riesengeschäft geworden und wird von riesigen Konzernen gelenkt und gesteuert.

Jede Vorsorgeuntersuchung beinhaltet in sich die Botschaft: „Du könntest, ohne dass Du es weißt und merkst, bereits krank sein. Deshalb ist es besser, dass wir dieses feststellen und Du von uns behandelt wirst.“ Und wie froh ist dann der Einzelne, wenn er erfährt, dass nichts Ungewöhnliches gefunden wurde. Seine Angespanntheit und seine Zweifel werden kurzzeitig beruhigt. Jedoch hören auch viele Menschen, dass diese und jene Werte auffällig sind und regelmäßig beobachtet werden müssen, oder dass gar eine ungewöhnliche Verhärtung oder Anschwellung festgestellt wurde, die nun punktiert oder gar entfernt werden muss.

Dann heißt es zudem, dass es als ein großes Glück zu bewerten sei, dass diese Auffälligkeit nun entdeckt wurde. Und weil Menschen sich immer freuen, wenn ihnen Glück beschieden wird, glauben sie es auch sehr gerne. Doch nun sind sie als krankheitsgefährdet oder bereits als krank eingestuft bzw. abgestempelt und kommen von demselben Gedanken auch nicht mehr los. Ich bin davon überzeugt, dass unser Körper die Verdichtung und Erscheinung unserer inneren Prozesse und Zustände darstellt. Und da ich nicht alle Tage gleich gut drauf bin, sondern auch mal angespannt, überhitzt, verärgert, überlastet, traurig, überfordert, beleidigt, dickhäutig, verschnupft, verstockt, überaktiv, übermüdet, schlaff, vital, usw., wird sich permanent und je nach Gemütszustand irgend etwas im Körper derart verändern, um im Sinne des Ausgleiches, des Gesamtgleichgewichtes zu wirken. Aber wenn sich meine innere Situation dann wieder verändert, weil sich z. B. meine Mitwelt-Situation geändert hat, reguliert sich dann mein Körpersystem wieder zurück oder stellt sich neu ein.

So gestehe ich meinem Körper jederzeit zu, an irgend einer Stelle nicht der Norm entsprechende, spezielle Auffälligkeiten zu produzieren, zu haben, nicht mehr zu benötigen und dann auch wieder zu beseitigen. Vielleicht auch mal den einen oder anderen Krebs oder auch Drüsenüber- oder -unterfunktion, woraus sich viel Schlimmes und Furchterregendes ableiten, konstruieren und vorstellen ließe. Aber ich bin mir auch völlig sicher, dass dies, wenn es so sein darf, auch wieder verschwindet, so wie es entstanden ist. Alles, was meine verborgenen Ebenen im Körper entstehen lassen, können sie auch wieder verschwinden lassen. Warum sollte ich mich also vorher verrückt machen und Angst haben – mir vorher Sorge (Vorsorge) bereiten?

Es gibt hierzu ein gut passendes Sprichwort: „Was ich nicht weiß, macht mich nicht heiß.“ Was ich also nicht selbst merke, was sich mir nicht von selbst deutlich zeigt, dem wende ich mich auch nicht mit großer Aufmerksamkeit zu, das interessiert mich auch nicht besonders. Und wenn es nicht verschwindet, sondern größer wird, damit ich es merken soll, so erhalte ich dadurch eine klare und direkte Botschaft, dass eine angemessene Reaktion meinerseits ansteht und sich mein bisheriger Lebensweg mehr oder weniger intensiv verändern sollte. Ich nehme solche Botschaften dann aber auch sehr ernst mit entsprechender Reaktion.
Meinen Körper sehe ich quasi als Spiegel und Zeichengeber für meinen Lebensweg, für meine Lebensweise und meine jeweilige Lebensausrichtung an. Ich bin fasziniert, begeistert und dankbar für eine solche Einrichtung und Funktionsweise in unserer Welt der Erscheinungen, dafür, dass ich – und somit jeder Mensch – einen solch tollen Körper besitzt, einen immer positiven und richtigen Wegweiser durchs Leben.

Ganz nüchtern und analytisch betrachtet, habe ich seither immer nur Belastungen, Angst und Sorge durch Vorsorgeuntersuchungen bei den in dieses System eingebundenen Menschen erkennen können. Der Name drückt es ja auch trefflich aus: Vorsorge bedeutet doch: „Sich vorher Sorgen machen“. Was für eine unsinnige Empfehlung steckt dahinter. Wieviel sorgenfreier könnten wir unseren Alltag gestalten und leben, wenn wir uns nicht Sorgen freiwillig selbst aneignen, bevor sie unter besonderen Umständen, die wahrscheinlich nie eintreffen werden, tatsächlich berechtigt sind. Mit echter Intelligenz und sinnvollem Verstand hat dies doch eigentlich nichts mehr zu tun.

Bei sehr vielen Menschen wird auch so betrachtet unglücklicherweise nach langem und gründlichem Suchen etwas Auffälliges entdeckt. Und was dann beginnt, ist die tatsächliche Krankheit. Es entsteht Todesangst, es wird geschnitten, medikamentiert, bestrahlt, usw. – alles Dinge, die höchst gesundheitsbelastend sind. Und wie häufig kann man dann feststellen, dass der Mensch während oder im Anschluss an die Behandlung stirbt. Die Vorsorgeuntersuchungen können demzufolge nach meiner Sicht nicht für den einzelnen Menschen, sondern nur für die Krankheitsindustrie den tatsächlich damit bezweckten Erfolg haben.

Mit den Impfungen, welche ja ebenfalls vorsorglich gemacht werden, verhält es sich im Grunde genauso. Und dieses Thema der Vorsorge erstreckt sich sehr vielseitig über fast alle Bereiche unseres Alltags. Hierzu gehören auch die Versicherungen. Überall herrscht letztendlich das Geschäft mit der Angst. Zuerst wird Angst vor Etwas geweckt, dann geschürt, es werden Abhängigkeiten produziert, worauf sich dann Steuerung, Kontrolle, Geldverdienen und Macht gründen.

Wie hilft der Schlafplatz?

Um sich nun einen freiheitlichen, eigenverantwortlichen, selbstbewussten Lebensweg entgegen den politischen und gesellschaftlichen Empfehlungen und Vorgaben zu gestalten, um sich zu befreien von den vielen freiheitsraubenden und erniedrigenden Konditionierungen, ist ein Schlafplatz mit lebenspositiven, aufrichtenden und vertrauensstärkenden Schwingungen und der zuvor erklärten Sonnenlichtenergie richtig segensvoll. Es gibt für die heutige Zeit nichts, das besser geeignet wäre. Schlafen an einem solchen Platz lässt tiefinnerliche Harmonie, Grundvertrauen und Eigensicherheit entstehen.

Dies ist die Grundlage zur Entwicklung einer stabilen, vom inneren menschlichen Wesenskern herauswirkenden Ich-Präsenz, in welcher die Kraft und Selbstsicherheit wurzelt, um heute ein erfüllendes angst- und sorgenfreies Leben zu haben. Wer bewusst auf seiner eigenen Lebensurkraft gegründet ist, entwickelt immer mehr Eigenpräsenz auf der Basis von sogenanntem Gottvertrauen. Er fühlt sich verbunden mit seiner eigenen inneren, verborgenen Lebenskraftquelle und mit allem anderen, in welchem er eingebettet ist, und weiß intuitiv, dass ihm eigentlich nichts Schlimmes geschehen kann. Mit der Zeit erkennt er dann, dass es immer die sich im Kopf festsetzenden Vorstellungen und Überzeugungen sind, die auf der Basis von Bewertungen und nicht erfüllten Wunschgedanken ein zuerst unerwünschtes Etwas als „das Schlimme“ oder „das Böse“ erzeugen. Am Schlafplatz ist die Botschaft des alten Baumes von Licht, Aufrichtigkeit, Verwurzelung, Gleichgewicht und Lebensurkraft die Quelle, um den nötigen Mut und die innere Zuversicht zu erhalten und zu entwickeln, sich ohne Zweifel auf die eigene Vollkommenheit, und somit auf Gesamtgesundheit zu verlassen, sich als das zur Zeit am höchsten entwickelte und somit auch „perfekteste“ Geschöpf zu erkennen und sich von Interessensgruppen nichts anderes einreden und suggerieren zu lassen.

Allergie

Dies ist ein heute sehr deutlich zunehmendes Gesundheitsproblem vieler Menschen. Und es werden immer mehr Substanzen, welche früher den Menschen keine Belastungen bereiteten, zu Allergieauslösern, die zunehmend sogar lebensbedrohliche Ausmaße annehmen. In der Regel wird bei einer Allergie eine außergewöhnliche Überreaktion unterschiedlichster Weise ausgelöst. Hierin liegt für mich der Ansatz, mich diesem sehr umfangreichen und auch etwas diffusen Thema anzunähern und einen Bezug dazu aufzubauen.
Auffällig ist doch, dass das Auftreten von Allergien mit unserer Betrachtungs- und Lebensweise in der heutigen Zeit zu tun hat. Was schon seit jeher normaler Bestandteil der Natur war, wird heute zur Gesundheits- und manchmal sogar zur Lebensgefahr.

Darin müssen die jeweiligen Ursachen gegründet sein, und somit auch der Zugang zur möglichen Erklärung und Abhilfe. Ich vermute sehr stark, dass es mit Angst, Vertrauensverlust oder nicht echt gelebtem Leben, ob bewusst oder auch unbewusst, zusammenhängt. Sehr viele Menschen zwingen sich heute in einen Lebensalltag, der ihrem inneren Wesen – ihrer wirklichen Natur – überhaupt nicht entspricht, oder richten ihr Leben nach Werten aus, die im Hinblick auf echte Lebenswerte in sich hohl sind und keine gesamterfüllende Basis darstellen. Und so verrinnt dann ein Tag des Lebens nach dem anderen unwiederbringlich. Warum lassen es sich so viele Menschen gefallen, in Stress versetzt zu werden, gegen ihren Willen unschöne und unwürdige Arbeiten zu verrichten, die meiste Zeit in irgendwelchen klimatisierten Räumen zu sitzen, sich zu unterwerfen und den Bückling bzw. gute Miene zum schlechten Spiel zu machen, usw.?

Bei konsequenter Analyse hat es immer mit Angst und fehlendem Selbstvertrauen bzw. Selbstwertgefühl zu tun. Es ist Sorge oder Angst vorhanden, irgend etwas zu verlieren bzw. etwas nicht zu erhalten, oder z. B. auch seine Lebenserfüllung zu versäumen bzw. zu wenig zu erleben,... Früher hatten die Menschen auch Sorgen und Ängste. Jedoch bezogen sich diese auf unmittelbar lebensbedrohende Gefahren und nicht auf scheinbare und „selbstgemachte“ Eventualitäten.
Von außen injizierte Scheinwerte mit darauf gegründeter Angst und Sorge bestimmen den heutigen Lebens-

weg, was aber niemals zu echter innerer Befriedigung und Erfüllung führen kann. Der wesenseigene Lebenszweck wird dadurch nicht gelebt und die darin gründende Lebenserfüllung entfernt sich immer weiter, wogegen etwas Fremdartiges und nicht mir Gehöriges an diese Stelle rückt. In der Lebenssituation, in der man sich befindet, fühlt man sich bewusst oder unbewusst nicht wohl. Man gehört dort intuitiv nicht hin. „Es ist nicht mein Leben." Man spürt intuitiv oder fühlt es, dass man seinem Selbst untreu ist und sogar fremdartig. Dies ist eine Belastung, die bis in die innersten Ebenen hinein wirkt und permanent Lebenskraft und -energie verbraucht. Dass dann, wenn weitere Reize auf einen einwirken, das Maß voll ist und der Krug überläuft, ist doch eigentlich verständlich. Für Allergien bei Kindern sind in meinen Augen auch die Impfungen verantwortlich sowie Einwirkungen in der Schwangerschaft, Elternunstimmigkeiten, Angstgefühle der Eltern, das Nichtdurchstehen-dürfen von Kinderkrankheiten, innerlich durch fehlendes Selbstvertrauen geschwächte Lebenskraft, und in einem ganz besondere Maße auch die unnatürliche Geistschwingungen unseres Lebensumfeldes.

Jedes Allergen ist in gewisser Weise ein mehr oder weniger starkes Reizmittel. Und Reize wirken belebend, erweckend, erkennend bzw. bewusstwerdend. Wenn ein Mensch nun innerlich mit seiner Lebensweise unzufrieden ist, dann sind belebende Reize, d. h. diese Lebensweise bestärkende Reize völlig fehl am Platz und eigentlich Gift. Oder wenn er sich bereits hinter eine

Mauer zurückgezogen hat, und sich über seine Lebenssituation keine Bewusstheit verschaffen möchte, dann sind energische erkennungswirksame Reize auch nicht willkommen. Das ist so ähnlich, wie wenn jemandem sein Fehlverhalten ständig erklärt würde, obwohl er es schon längst weiß und keinen Ausweg daraus sieht, oder sich diesen nicht zutraut. Nach gewisser Zeit kommt unweigerlich eine deutlich erkennbare Überreaktion auf diese eigentlich gutgemeinten Reize.

Mir persönlich haben sich viele Symptome und Reaktionen meines Körpers dadurch eröffnet und sind mir verständlicher geworden, dass er für mich ein teileigenständiges Wesenhaftes ist, auf den ich Gefühls- und Reaktionseigenarten gedanklich übertrage und mir überlege, wie ich dann „an seiner Stelle“ reagieren würde. Ich nehme meinen Körper sehr ernst, bemühe mich dabei um eine neutrale Sichtweise und versuche zu verstehen, was er mir mitteilen möchte, inwiefern ich mein Leben verändern sollte. Bei einem solchen Ansatz findet man relativ schnell die wahrscheinlichen Ursachen für Krankheitssymptome wie Verdauungsprobleme (Verstopfung, Durchfall, Magendrücken, Aufstoßen), Loslass- bzw. Fließprobleme (Prostata, Blase, Niere), Kopfschmerzen, Schnupfen, Entzündungen, Prellungen, Herzprobleme, Bluthochdruck, usw.

Wie leicht zu erkennen ist, beinhalten z. B. Blütenpollen, Pflanzensamen und Früchte das Wesen des Belebenden und Wachsenden als Information in sich. Sie sind pure, echte und unverfälschte LebensUrInformation. Indirekt wird dadurch von ihnen und über sie Fruchtbarkeit, Befruchtung, Lebensüberschuss, Lebensfreude, etc. vermittelt. Warum reagiert wohl so mancher Mensch unserer neuzeitlichen, so sehr naturentfremdeten Gesellschaft allergisch gegen die in der Natur so reichhaltig vorhandene Freude des Lebens? Was ist schuld daran, dass die Produkte der Blüten ihn überreizen und überlasten, obwohl sie sehr dezent und zart zum LebensErblühen und LebensErfreuen auffordern? Blütenpollen und Blütenstaub zeigen doch das Überschäumen, die enorme Reichhaltigkeit des Belebens und des Befruchtens – der Zukunft. Was liegt zugrunde, wenn man dagegen allergisch ist?

Die Antworten auf diese Fragen sind sicherlich genauso vielfältig und unterschiedlich wie die Menschen. Vielleicht können sich aber durch solche Fragen in dem Betroffenen Mauern erweichen und Türen öffnen, die ihn dann seine spezielle und nur ihn betreffende Antwort erkennen oder erahnen lassen.

Bei konsequenter Analyse hat die eine oder andere Allergie (aber nicht nur Allergie) auch mehr oder weniger viel mit Neid zu tun. Hier stellen sich auch Fragen, wie z. B.: Fühle ich mich innerlich auf der Schattenseite des Lebens?

Gerade im Frühjahr, wenn die gesamte Schöpfungsfreude in der Atmosphäre liegt, wenn jede Kreatur Lebensfreude ausdrückt und erblüht, wenn überall Neuanfang in der Luft liegt oder auch im Sommer, wenn die Frucht, der Samen geerntet wird, oder die Sonnenstrahlen intensiver und voller werden, treten Allergien besonders stark auf.

Bei Pollen- und Heuschnupfenreaktion schwillt das Gesicht an, die Augen verschließen sich, die Nase verstopft, die Bronchien werden dicht, usw. Das Blickfeld wird eingeengt, man hat Probleme beim Luftholen und kann deshalb nicht mehr richtig tief einatmen. Es muss durch den Mund geatmet werden, wodurch nicht mehr alle Informationen, die Luft überträgt, aufgenommen werden können: z. B. bleibt u. a. der Geruch, die Lebenslebendigkeit außen vor. Auch bei Tierfellüberreaktionen, wie auch bei Nahrungsmittelallergien gilt Ähnliches. Bei Sonnenlichtallergie ist man sogar gegen die Grundlage des eigenen am-Leben-Bleibens allergisch. Bei Hautallergien zeigt sich deutlich sichtbar, dass Abgrenzungs-, Umwelt- wie auch Berührungsthemen nicht ins Unsichtbare verdrängt, nicht „unter den Tisch gekehrt", sondern „auf dem Tisch" offen betrachtet werden wollen bzw. sollen.

Bei Ausbruch einer Allergie regt sich in der Regel der innere Wunsch (innere Aufforderung), sich an einen Ort zurückzuziehen, der frei von Reizen ist – sich keinen Reizen mehr auszusetzen, sich eine andere Lebenswelt bzw. Lebensweise aufzubauen. Nur, wer macht dies wirklich? Wer zieht sich völlig aus bisherigen gesellschaftlichen „Wichtigkeiten", Werten und Gewohnheiten (z. B. Radio hören, Auto fahren, fernsehen, etc.) zurück? Vielleicht wäre ein völliger Rückzug über mehrere Tage, Monate oder sogar auch Jahre genau die richtige Medizin. Was würde sich dabei an anderen Werten und Lebenseinstellungen entwickeln? Wenn Kinder allergisch sind, sollte man immer beachten, dass diese auch als Spiegel der Elternsituation wirken können, und dabei dann die eigentlichen Themen der Eltern erscheinen lassen.

Die tiefe Unlust und Allergie, die ein Mensch z. B. gegen seinen Arbeitsplatz, gegen seinen bisherigen Lebenslauf und aktuelle Lebenssituation in sich trägt, kann sich auf einen äußeren und von seinem Prinzip passenden Partikel bzw. Informationsträger projizieren. Dieser, obwohl eigentlich nur Stellvertreter, wird dann aufgrund der durch ihn ausgelösten Reaktion als der zu beseitigende Schuldige betrachtet. Er wird als das Allergen bezeichnet und eingestuft. Und wie es in unserer Neuzeit so ist, suchen wir den Schuldigen immer im Außen, während die Lösung eigentlich im Innen zu suchen wäre.

Deshalb kann es dauerhaft nie die richtige Medizin und Behandlung sein, wenn sich der Mensch auf die dauerhafte Vermeidung dieser Allergene einstellt. Oft wird sich dann zwar ein kurzfristig erträgliches Resultat, eine kurzfristige Verbesserung der Lebenssituation einstellen, was dann schnell als Erfolg gewertet wird.

Übergangsweise ist es je nach Situation sicherlich sinnvoll, durch Vermeidung des Allergens vorläufige Linderung zu verschaffen. Aber die Beschwerdefreiheit kann nicht von Dauer sein, sofern man seinen Alltag, seine Lebensbetrachtungsweise bzw. seine Lebenswichtigkeiten nicht so geändert hat, wie es eigentlich für die wesentliche innere Lebenserfüllung notwendig wäre. Wenn die körperliche Aufforderung zur Lebensveränderung fruchtlos bleibt, dann werden die Empfindlichkeiten und Überreaktionen oft auch auf noch weitere, zum Teil völlig andersartige Auslöser und Ursachen verlagert. Wenn sich also das Leben nicht wohl fühlt, dann kann es nicht anders, als allergisch auf die Informationen des Lebens bzw. gegen lebensvitalisierende Substanzen zu reagieren. Es wird dann zwangweise die Situation geschaffen, in der es nicht mehr möglich ist, die bisherige Lebensweise fortzuführen.

Beim Auftreten von Allergien steht also – genauso wie bei allen anderen ernsthaften Erkrankungen und körperlichen Beschwerden – als Thema im Raum: Wie habe ich mein Leben zu verändern? Beherrschen Sorge und Angst, Neid und Eifersucht, das Gefühl des Zu-kurz-gekommen-seins, das von Unfreiheit, innere Lebensunzufriedenheit, ... einen Teil von mir? Ist irgendwo meine Lebensentfaltung auf der Strecke geblieben? Wo bin ich evtl. am Erblühen, am Befruchten, am Einsammeln der Frucht, am richtigen Verarbeiten meiner Lebensnahrung, ... gehindert und ausgebremst worden? Ganz wichtig ist, dass sich dieses nicht nur auf äußere Werte und Erscheinungen begrenzt. Es sind die inneren Dimensionen und Ebenen, die nicht im Gleichgewicht sind oder zu kurz kommen, die sich nicht durchsetzen, entwickeln und entfalten dürfen.

Wie hilft der Schlafplatz?

Genau deshalb ist zur Unterstützung, ja vielleicht sogar um überhaupt den Schlüssel zur Lösung zu finden, um den Mut aufzubringen, sich dem Thema auf andere Art zuzuwenden, ein menschenwesensharmonischer Schlafplatz, der keine feinstofflichen Schwingungen hat, die wie geistige Vergiftung wirken, äußerst wichtig. Ich kann mir nichts Besseres und Heilsameres vorstellen, als die Pro-Lebens-Botschaft des alten heimischen Baumes während des Schlafens auf sich einwirken zu lassen und gleichzeitig einen Schutz vor den lebensbelastenden geistigen Schwingungen der Industriematerialien, mit denen der Raum erbaut ist, zu haben.

Die gesundheitsrelevanten Themen sitzen teilweise so tief und sind so fest verschlossen, dass oft nur mit einem kraftvollen feinstofflichen, geistdimensionalen, lebensresonanten Schwingungsfeld lebensbejahender Informationen ein Auf- und Durchbruch erreicht werden kann.

Da es so wichtig und zugleich sehr schön ist, wiederhole ich mich gerne nochmals: Ohne weiteres, aktives Zutun hilft während des Schlafens auf ganz feine, subtile

Art dann das, was uns als uralte Botschaft des Baumes übertragen werden kann: eine stabile Seinspräsenz, ein „Ich bin so wie ich bin, und das ist gut und ausreichend so“, Ausgewogenheit, Aufrichtigkeit, Weitblick, Horizonterweiterung, Sonnenlichtpräsenz, innere Ruhe und noch viel mehr von dem, was der Menschenseele so wohl tut. Dass diese feinstoffliche Botschaft über vollwertige Holzbalken in das Schlafzimmer eingebracht werden kann, und dass der Schlafplatz dann bei entsprechend richtiger Vorgehensweise genau dieses Schwingungsfeld erhalten kann und dadurch wie ein geistiger Kokon wirkt, aus dem heraus sich der Mensch zur Lebensblüte entfalten kann, ist ein solch wunderbarer Segen, wie ich ihn nur vage andeuten kann. Über das mögliche Segenspotential eines solchen Schlafplatzes könnte noch viel mehr geschrieben und ausgetauscht werden, ohne den Wert vollständig zu erfassen.

Seit vielen Jahren schlafe ich in einem solchen Schwingungsfeld und kann nur schwärmend davon berichten, welche tiefe innere Ruhe und Ausgewogenheit sich mir dadurch „einverleibt“ hat. Ich danke den Bäumen, dass sie uns Menschen gerade in der heutigen Zeit dies ermöglichen. Ich danke der menschlichen Bewusstseins- und Erkenntnisfähigkeit, die dieses eröffnet. Ich danke dafür, Mensch zu sein und der Schöpfung dankbar sein zu dürfen.

**Um heute ganzheitliche Gesundheit zu erhalten,
ist es viel wichtiger als früher,
alle Dinge, die uns umgeben und mit denen wir eine
längere Beziehung eingehen,
nach ihren geistigen und seelischen Werten
zu beurteilen, und uns bewusst zu machen,
wie diese auf unsere geistige und seelische
Entwicklung wirken,
ob sie uns innerlich aufrichten, erweitern
und erhöhen,und somit ganzheitliche Gesundheit
ermöglichen.**

Anhang 3

Persönliche Informationen über mich

Da ich es beim Lesen von Büchern immer sehr schade finde, wenn der Autor nichts von sich selbst, von seiner Lebensweise und seiner Lebenseinstellung mitteilt, will ich dieses in meinen Büchern anders halten. Ich teile Ihnen nachfolgend von mir mit, wer ich bin, wie ich zum und im Leben stehe und was ich anstrebe.

Ich bin Jahrgang 1954 und zusammen mit vier Geschwistern in anfänglich liebevollen, bescheidenen Verhältnissen aufgewachsen. Meine Teenagerzeit war überschattet von extremen Unschönheiten während der Scheidungszeit meiner Eltern, in deren Anschluss meine Mutter leider verstarb. In dieser Phase fand ich viel Kraft in Musik und Geräteturnen.
Meine Gymnasialzeit und anfängliche Studienzeit finanzierte ich mir mit Tanzmusik. Nach meinem Wehrdienst studierte ich in Tübingen Mathematik und Physik. Als ich mit meiner geliebten Ehefrau Cosima zusammenkam, öffnete sich für mich das Universum und mein Leben begann in einer Weise zu blühen, wie ich es mir in meinen schönsten Träumen erwünscht und auch als erreichbar vorgestellt hatte. Ich wechselte mein Studium aufgrund zunehmender Holzverbundenheit auf Holzingenieur und wir heirateten 1977, als sich

unser erstes von unseren sechs Kindern ankündigte.
Priorität meines Lebens war, ist und wird immer sein die Qualität unserer Ehe mit der darin gründenden Familie und die Lebensstimmigkeit für Cosima. Ich erlebe eine wunderschöne, dauerhaft anhaltende und immer voller werdende Verliebtheit und Hoch-Zeit. Damit einhergehend ist eine intensive spirituelle Lebensausrichtung, die das Wesen der Dinge wahrzunehmen versucht und immer mehr vom Erkenntnissuchenden zum Wissenden führt.
Beruflich war ich bis 1992 im Management eines großen Fertighausherstellers und Sägewerkes tätig. Dann wollte ich aufgrund meiner immer intensiver werdenden Zugänge in die feinstofflichen Dimensionen und damit einhergehenden veränderten Wertigkeiten meine Tätigkeit im Management einer namhaften AG nicht mehr weiter ausüben und machte mich selbständig im Bereich Holzhandel, Sägewerk und Beratung.
Vom ca. 20. bis 50. Lebensjahr hatte ich eine Lebensphase mit zunehmendem Interesse an spirituellen „Wahrheiten". Mit der Auseinandersetzung unterschiedlicher christlicher Glaubensansätze wie auch anderer Religionen und Glaubensgemeinschaften eröffneten sich mir immer mehr Einblicke in einen Wesenskern, der ihnen allen gemeinsam ist. Durch langjährige und zum Teil sogar extreme und Grenzen überschreitende spirituelle Praktiken eröffnete Türen gaben mir Zugang zu außerkörperlichen Erfahrungen, Kundalinifeueraktivierung, Geistkräften, Materieüberwindung, Wahrnehmungserweiterung und ich erhielt Einblick in ganzheitliche Zusammenhänge und Wirkungen.

Die letzten Jahre fühle ich mich innerlich bei etwas angekommen, das ich als ein wunderschönes Zuhause empfinde. Ich habe aufgehört zu suchen und bin zum Finder geworden. Seither lebe ich eine unermessliche Art von Befreiung und Freiheit. In allen Geschehnissen erkenne ich die zwei Seiten wie z. B. „gut und böse" oder „hell und dunkel" etc. und somit auch die zeitlose Vollkommenheit der Welt, der Schöpfung, jedes Ereignisses, der gesamten Menschheit wie auch jedes einzelnen Menschen.
Nun, fast 60 Jahre alt und vielfacher Großvater, genieße ich mein und Cosimas Älterwerden, mit allem was dazu gehört. Sehr gerne gebe ich schriftlich und mündlich meine Erkenntnisse weiter und in meinem Kopf befinden sich bereits diverse weitere Bücher, die noch geschrieben werden wollen.

Mit meinem Leben möchte und werde ich zumindest Cosima und mir beweisen, dass sich Ehe, Familie, spirituelle Lebensausrichtung und beruflicher Erfolg glücklich erfüllend vereinbaren lassen, dass unsere Welt und unser Menschsein das Paradies sind und dieses zu finden jedem danach strebenden Menschen möglich ist, je nachdem, welche Werte und Sichtweisen er für sich zulassen kann. Und mein LebensHerzenswunsch ist es, mit Cosima mindestens unseren 75. Hochzeitstag erleben und feiern zu dürfen, und falls es anders kommen sollte, die dann darin enthaltene Stimmigkeit auch erkennen und dankbar annehmen zu können.

Nähere Informationen zu

- VollwertHolz,
- NaturKraft-Haus
- den ISR-Forschungsergebnissen zur heilsamen Wirkung von VollwertHolz auf den Menschen,
- den myID-Produkten aus VollwertHolz

wie beispielsweise

- Naturkraft-Schlafplatz,
- Naturkraft-Bett,
- Naturkraft-Wand,
- Naturkraft-Kraftplatz,
- Naturkraft-Meditationsplatz,
- und weiteren Wohlfühlprodukten

erhalten Sie bei

Schuster-HOLZ-Team GmbH
Industriestraße 4 • 63633 Birstein
Tel.: 06054 91130 • Fax: 06054 9113 619
info@schuster-holz.de
www.schuster-holz.de

Abb. 1 (Seite 34)
„Mensch, schau den alten Baum an, erkenne und orientiere Dich daran."

Wie der Baum hat auch der Mensch die Wesensausrichtung, sich im Leben aufzurichten und ins Licht zu wachsen. Jede Faser und jede Zelle des Baumstamms schwingt in dieser Energie.

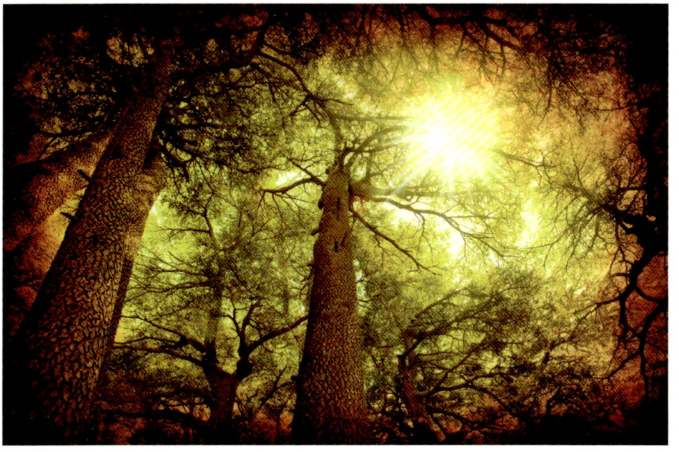

Abb. 2 (Seite 36, 53 und 85)
Schlafen im Schwingungsfeld von VollwertHolz ist ähnlich wohltuend für die Seele wie Schlafen im Wald, und somit ein Ausgleich zum unnatürlichen Alltag.

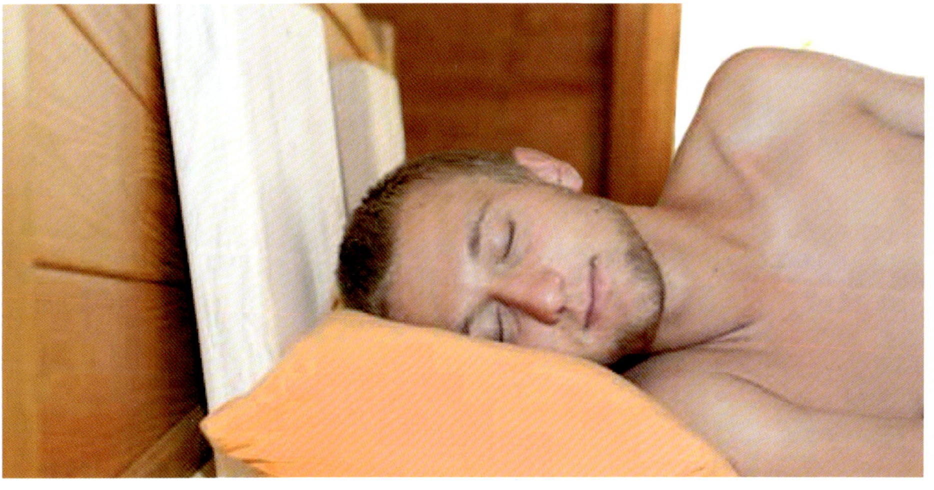

Die aus VollwertHolz ausstrahlende Ruhe und NaturOrdnung wirkt während des Schlafens ins Unterbewusste ein und verleiht dem Menschen innerliche Stimmigkeit und Ausgewogenheit.

Abb. 3 (Seite 36, 49, 51 und 85)
VollwertHolz –
das Geschenk des alten Baumes

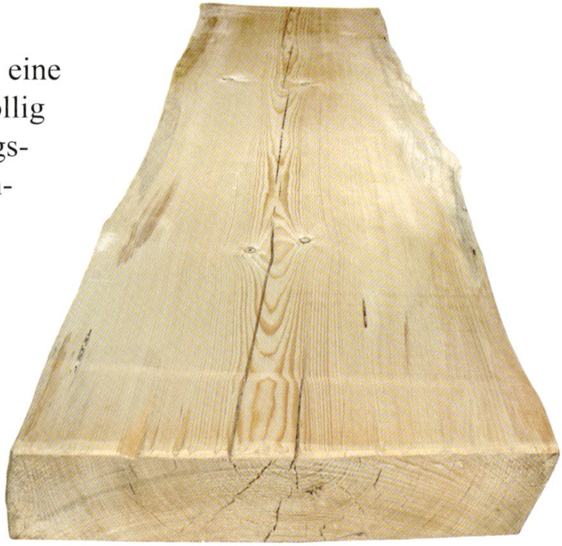

Jeder VollwertHolz-Balken ist eine gewachsene und in sich völlig harmonische Einheit mit wirkungsvollen Ordnungen, die zu beachten sind. Hierzu gehören u.a. Erntezeit, Wuchsrichtung, Jahresringeverlauf, unzerstörtes Mikrogefüge, usw.

Ein solcher VollwertHolzbalken ist materialisierte Baumwesensenergie und bietet gleichzeitig ein natürliches Schutzschild gegen gesundheitsbelastende Einflüsse.

Abb. 4 (Seite 40, 54, 63 und 86)
Beispielhafte Ausstattung eines Schlafplatzes für eine natürliche Schwingung, die mit VollwertHolz erzeugt werden kann: Eckschlafplatz mit Schutzfläche unten, seitlich und am Kopf.
(Abbildung mit Dekoration, ohne Matratze)

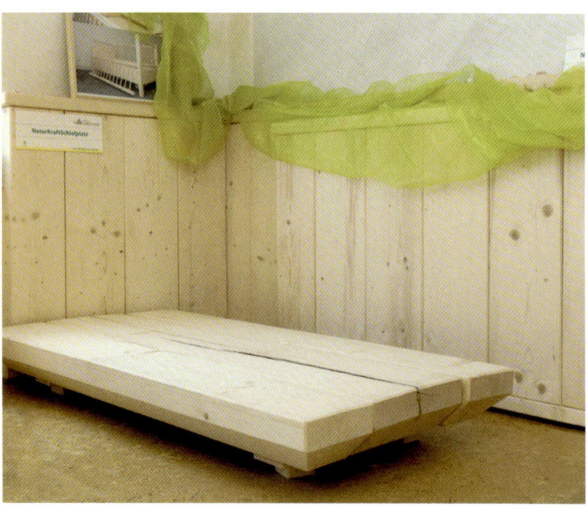

Abb. 5 (Seite 46, 51, 62 und 86)
Sie können sich einen einzelnen Balken *(siehe Abb. 3)* unter das Bett legen.

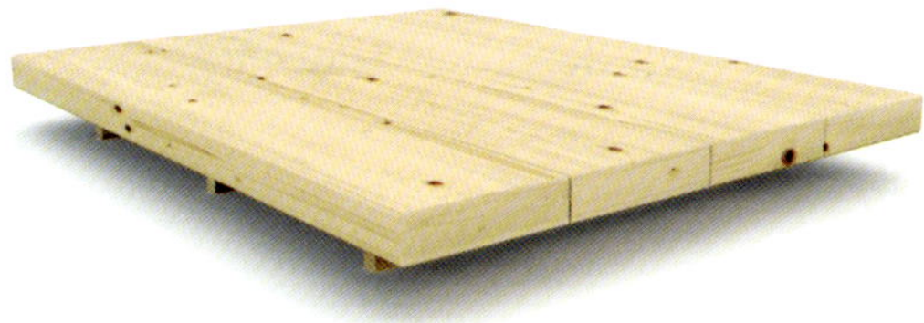

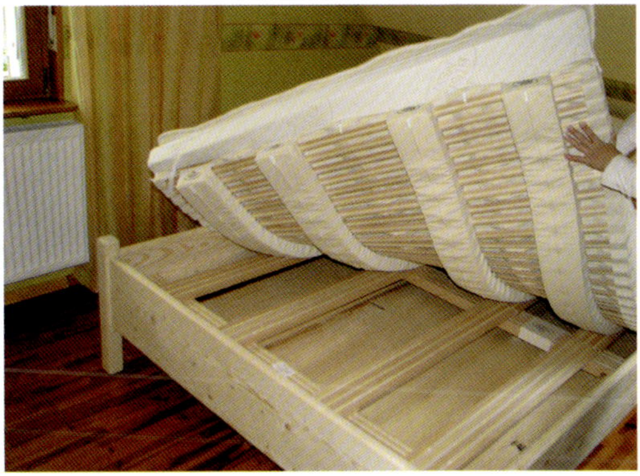

Ideal ist eine Holzfläche aus VollwertHolzBalken in der Gesamtbreite Ihres Bettes.

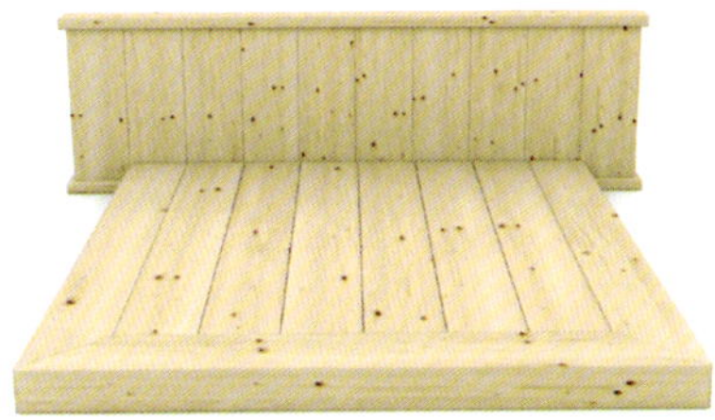

Abb. 6 (Seite 52, 63 und 86)
VollwertHolzWand als Schutz von Kopf und Körper vor den Schwingungen einer naturfremdartigen Zimmerwand.

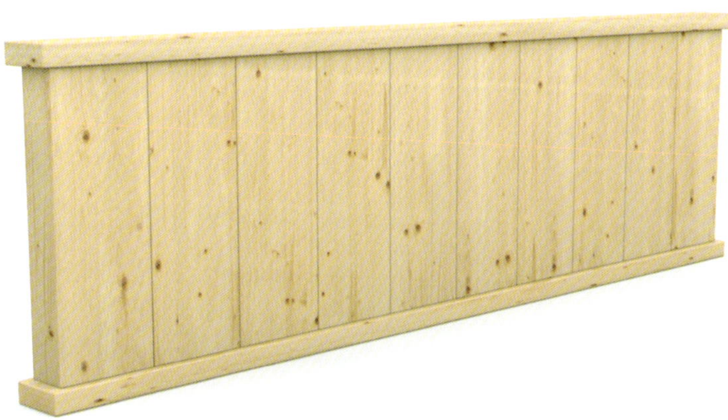

Abb. 7 (Seite 56, 63 und 87)
Dank VollwertHolz: Schlafzimmer wird zum NaturKraftSchlafzimmer

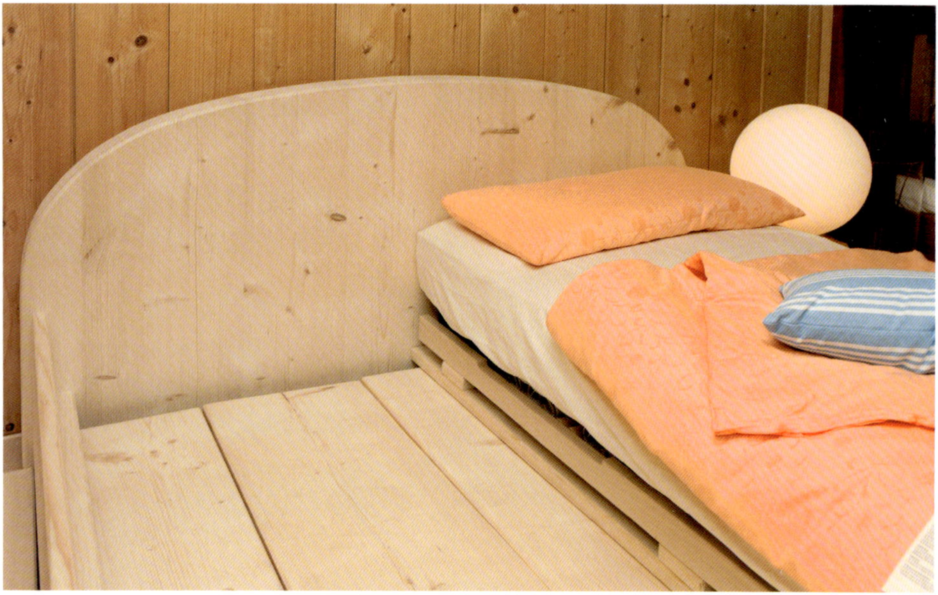

Schlafen im Schwingungsfeld des Waldes – seelenfreundlich, zeitgemäß und urgemütlich. Das Kind ist unten, seitlich und am Kopf geschützt.

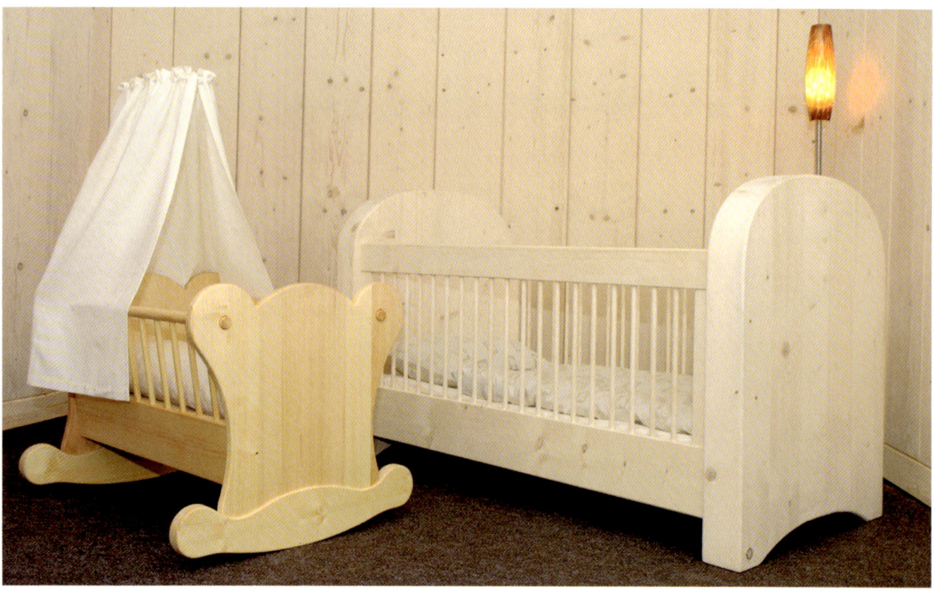

Abb. 8 (Seite 88, 92) Photonenmessungen machen sichtbar, was Gefühl und Vernunft wissen (müssten):

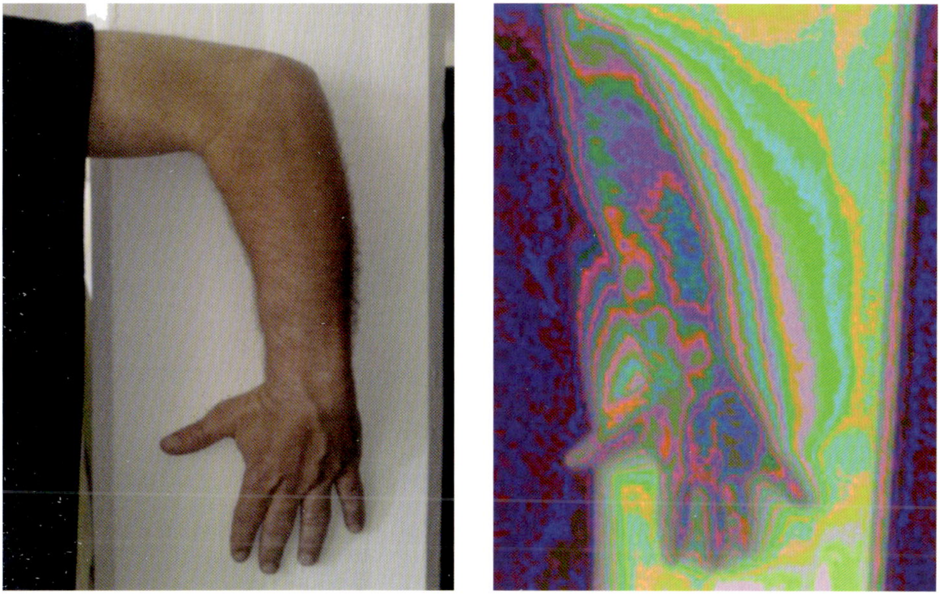

Oben: Lebensenergie bei Beton, *unten:* Lebensenergie bei VollwertHolz

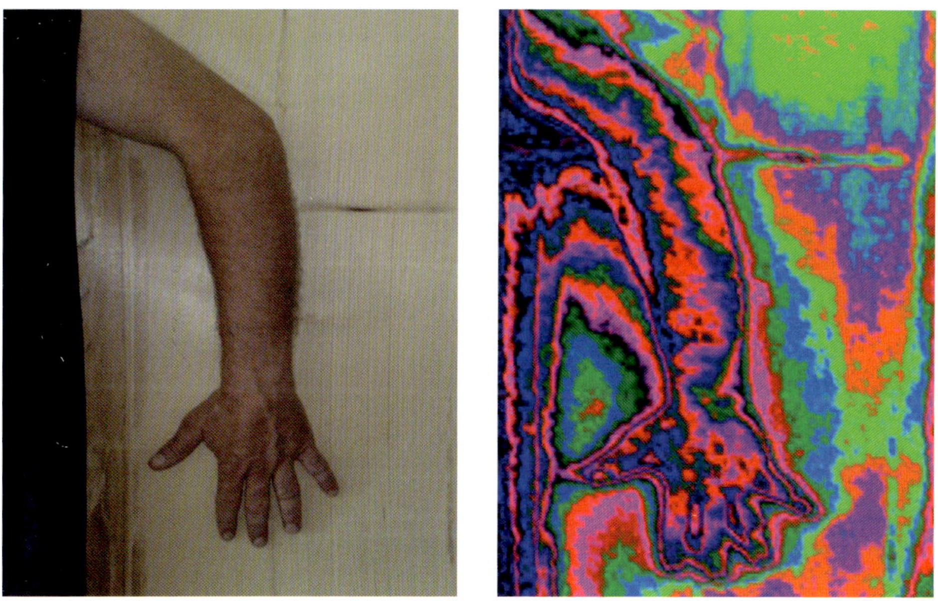

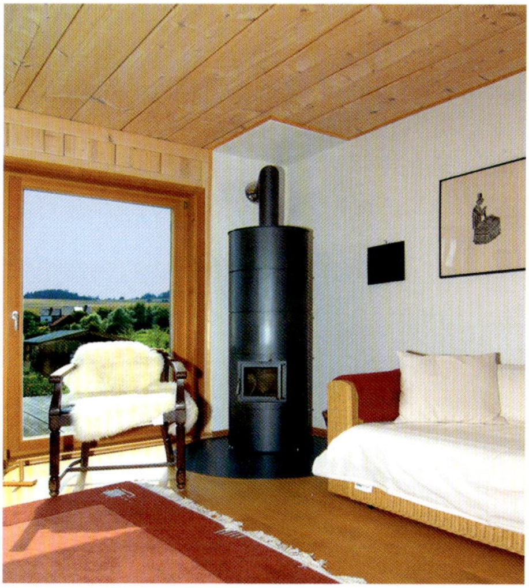

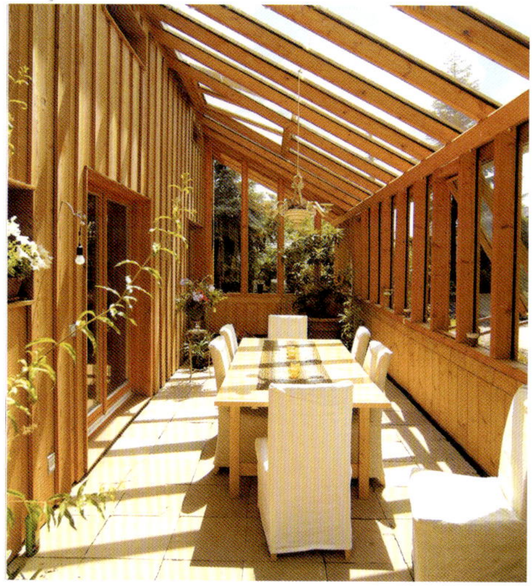

Die Kraft der Natur in Ihrem Zuhause

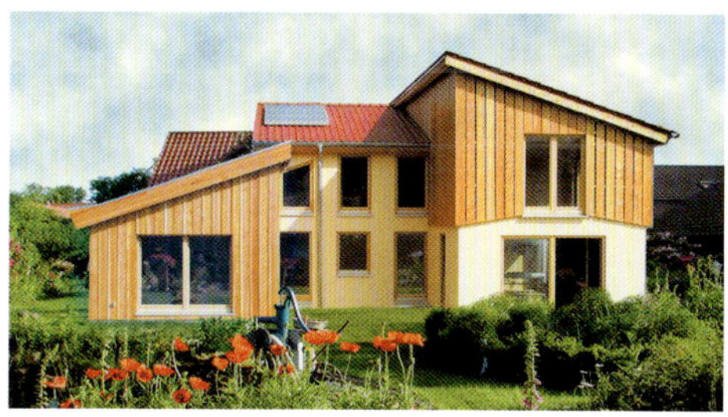

Weitere Informationen zu unserer NaturKraft-Bauweise erhalten Sie hier:

Schuster-HOLZ-Team GmbH
Industriestr. 4 63633 Birstein

Tel. +49 (0) 6054 / 91 13 0
web: www.schuster-holz.de
e-mail: info@schuster-holz.de

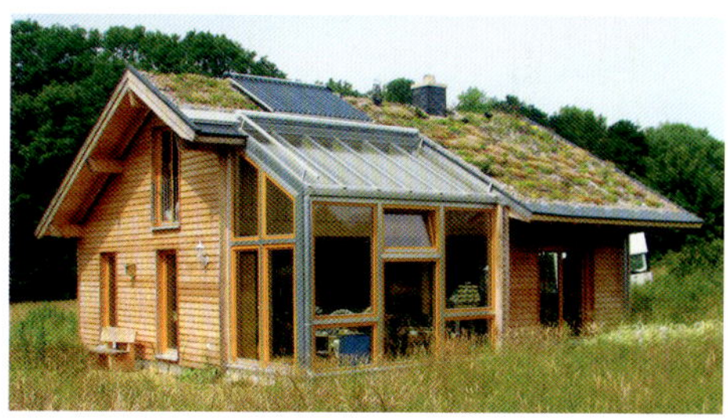

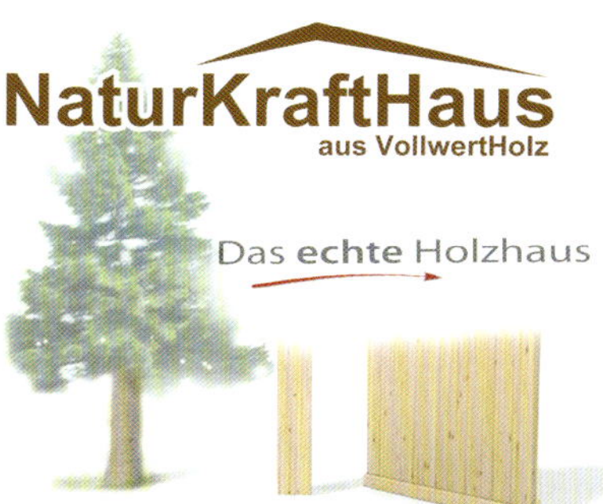

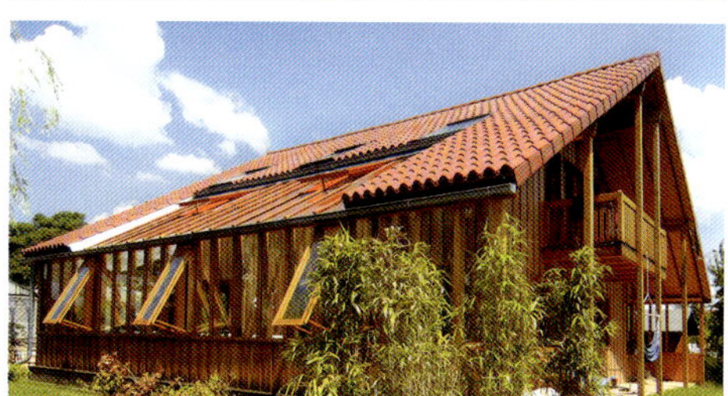